こんなときどうする？

症状別でわかる 認知症のトラブル対処法

認知症ケアアドバイザー協会代表理事
小板建太 著

医学博士
河野和彦 監修

介護負担が劇的にラクになる！ アセスメントシート付

現代書林

はじめに

介護がこんなに楽になるなんて！

暴れている人は穏やかに、落ち込んでいる人は元気に！

私は介護事業所の経営者です。

この本は、認知症の患者さんの介護で苦労されている、すべてのみなさんのために書きました。患者さんの家族はもちろん、認知症を受け入れている施設の経営者、看護師、介護士、理学療法士、作業療法仕などの医療福祉従事者のみなさんです。

＊

私が本書でいちばん伝えたいことは、認知症の患者さんの、

介護が楽になる方法がある

ということです。
暴力がひどくて手のつけられない患者さんが、もとのように穏やかになります。
無気力、無表情でご飯も食べられない患者さんが、もとのように元気になります。
だから、介護が楽になり、仕事にやりがいも見いだせるのです。
それを実現するのが「コウノメソッド」という処方マニュアルです。

＊

ただし、一つだけ問題があります。それは、

医者まかせでは「コウノメソッド」はうまくいかない

ということです。

「コウノメソッド」を実践するお医者さんを受診すれば万事解決というわけではない、ということです。なぜなら「コウノメソッド」は、患者さんをいつもみている家族や介護者からの助言（情報）が必要だからです。

楽になるために、どうしても「勉強」が必要です

いま一般的に行われている認知症医療は、一部の（しかし決して少なくない）患者さんを逆に苦しめています。医療が「困った患者さん」にしているのです。

その結果、介護家族や介護職員は精神的にたいへんな苦労をしいられています。たくさんの人が笑顔のない、絶望的な毎日を送っています。

その辛さは、経験した人でなければわからないと思います。

そして患者さんは、最後には精神科病院に入院ということになってしまうのです。

それを救うのが「コウノメソッド」です。

「コウノメソッド」は患者さんの困った症状に焦点を当て、それをピンポイントで治していきます。しかし、その治療を副作用なく成功させるには、いつも患者さんをみている家族や介護職員の「力」が絶対に必要です。

なぜなら「コウノメソッド」は、一人ひとりの患者さんごとに、きわめて微妙な薬の用量の加減を行っていくからです。

困った症状は脳が起こしている症状ですから、それを治すには向精神薬のような脳内物質をコントロールする薬が必要になります。そうした薬をお年寄りが使っても安全なように考えられたのが「コウノメソッド」です。

しかし、マニュアルだけでは十分ではありません。「個人差」があるからです。

「コウノメソッド」は安全な処方を第一にしていますが、それでも一律に用量を決めて服用させたら、やはり副作用が現れることもあるのです。

そこで、処方された薬を患者さんが飲んだあと、効きすぎたらすぐに減らす、効果がなければもう少し足す、という加減が必要になってきます。それは、病院にいる医師にはわかりません。

また、一人の患者さんの体調や精神状態は一日のなかでもころころと変わることがあります。薬が必要ないときは飲まないほうがよい、そういう時間帯もあるわけです。それも、病院にいる医師には判断できません。

それらがわかるのは、いつも患者さんをみている家族や施設の介護職員です。

「コウノメソッド」は、患者さんが服用したあとの変化に合わせて、家族が臨機応変に薬の量を加減することを求めています。

それがうまくできて、初めて「コウノメソッド」は患者さんの困った症状を治すことができます。介護が楽になるわけです。

＊

介護が楽になるために家族や介護職員がやるべきことは、単純明快です。

「コウノメソッド」を理解する

それだけです。

介護家族や施設の職員が「コウノメソッド」を勉強し、その基本的なことを理解していることによって、認知症の患者さんは本来の自分を取り戻すことができます。そして、介護が劇的に楽になるのです。

本書には、家族や介護職員が覚えておくべき「コウノメソッド」の基本がすべて書いてあります。覚えておきたい重要な言葉も、ひろってあります。

認知症介護で苦労しているすべての人に、読んでいただきたいと思っています。

２０１７年１月

小板　建太

症状別でわかる認知症のトラブル対処法　目次

第2章

いままでの医療は認知症を治せなかった!?

第3章

コウノメソッドってどんなやり方なの?

第4章 症状から見分ける認知症の種類

第5章 こんなときどうする？ 困った症状のコウノメソッド解決法

康診断」として●興奮して暴れているときは

拒否行動のいろいろ②

お風呂に入らない、着替えをさせない、食事を食べない（介護拒否） 148
●介護・介助の拒否にはウインタミンが基本●症状の現れる時間に合わせて、事前に頓服

激しい暴言・暴力には、どう対応するか 152
●介護者の心を折るのが暴言・暴力の症状（病気が言わせている）●的確な薬物療法を積極活用すべき●薬は漫然と使うものではなく、症状に応じて減らしていく

食事でむせる（誤嚥） 156
●お年寄りの誤嚥は、注意すべき症状●「米ぬか脳活性食」のガーデンアンゼリカが多いタイプを●飲み込む筋肉に刺激を与える「カプサイシン」

歩行障害（お年寄りは「転倒させたら終わり」） 160
●認知症による歩行障害はレビーを疑う●患者さんのリズムでサポート●「コウノメソッド」の「歩行セット」●シチコリン、グルタチオンの点滴

無気力・無表情、元気がない 164
●認知症の「うつ状態」はうつ病とは異なる●服用している薬と患者さんの反応に注目●抗うつ薬をやめるときは医師の指示のもとで●早い段階で気づいて、介護に工夫を

施設の入所資格をクリアするために 170
●難民となる患者さんは薬で寝かされる●コウノメソッドで周辺症状を取ってから施設へ

患者さんとの最後の時間を大切にしたいときに 172
●患者さんと家族のハッピーエンドのために●「老衰セット」とは

第1章

コウノメソッドで介護がこんなに変わった！

症　例

介護職が救える、認知症の悲劇

息子は、母の首を絞めようかと、何度も考えた

◎物静かで優しかったおばあちゃん

大下早苗さん（仮名・80代）は、専業主婦として長男、長女を育て上げ、10年前には夫を看取り、現在は長男家族と同居しています。昼間は共働きの息子さん夫婦にかわって孫の面倒をみて、身の回りの家事もすべて自分で行っていました。近くに住む娘さんと月に1回程度の買い物を楽しみにしていました。

もともと真面目で無口ですが、誰にでも優しいおばあちゃんでした。

数年前からもの忘れが多くなりましたが、当初は家族も「年だからしょうがない」と考えていたのです。ところが、しだいに家族を悩ませるようになってきました。

靴下や下着など同じものを必要以上に購入したり、夜中に起きて冷蔵庫の中のもの（みそ、凍ったままのコロッケ、ジャムなど）を手あたりしだいに食べ、家族が注意すると逆上して怒りました。排泄にも障害が起こり、便の付着した下着が何枚もタンスに入れてありました。自室の扉や階段にも便がついていました。

◎認知症の薬を飲んで周辺症状が悪化

さすがに心配になった家族は、地域の認知症専門医を受診しました。診断はアルツハイマー型認知症で、認知症の薬（アリセプト３㎎⇩42ページ）が開始されました。また、介護保険サービスを利用してデイサービスへ通うようになりました。ところが、症状はいっそうひどくなったのです。

息子さん夫婦の仕事は朝が早く、６時には２人とも家を出ていました。ところが、たびたびデイサービスから「迎えに行ったが本人がいない」と電話が入ります。そのつど仕事先から自宅へ戻り、近所で早苗さんを探しまわるということがくり返されました。

困った家族は、しだいに早苗さんを閉じ込めるようになりました。本人の寝室には外側から鍵をかけ、玄関のドアにも外側から鍵をかけ、冷蔵庫は外のガレージに移動されました。それでも、早苗さんは扉を壊して出て行ってしまいます。

仲がよかったお嫁さんに暴言を吐いたり、かわいがっていた孫に手をあげることもありました。家族はほとほと困っていたのです。

アリセプトを飲むようになってから、早苗さんの表情ははっきり変わりました。いつも険しく怒っているような表情で、意識はどこかうわの空のような感じです。歩行も不安定になって、転倒をくり返しました。座っていると体が左に傾いていき、よだれを垂らすようになっていました。

デイサービスからは「これ以上受け入れることは難しい」と拒絶されました。それで、困ったケアマネジャーから当社のデイサービスに依頼があったのです。

◎家族は夜中も眠れず、虐待も……

当デイサービスに移ったころはアリセプトが5㎎に増量され、ほかに興奮を抑えるために抑肝散（⇩65ページ）という漢方薬と、リスパダールという向精神薬が処方されていました。

家族は、とことん疲弊していました。仕事に影響が出て、長男は怒りを隠そうともしま

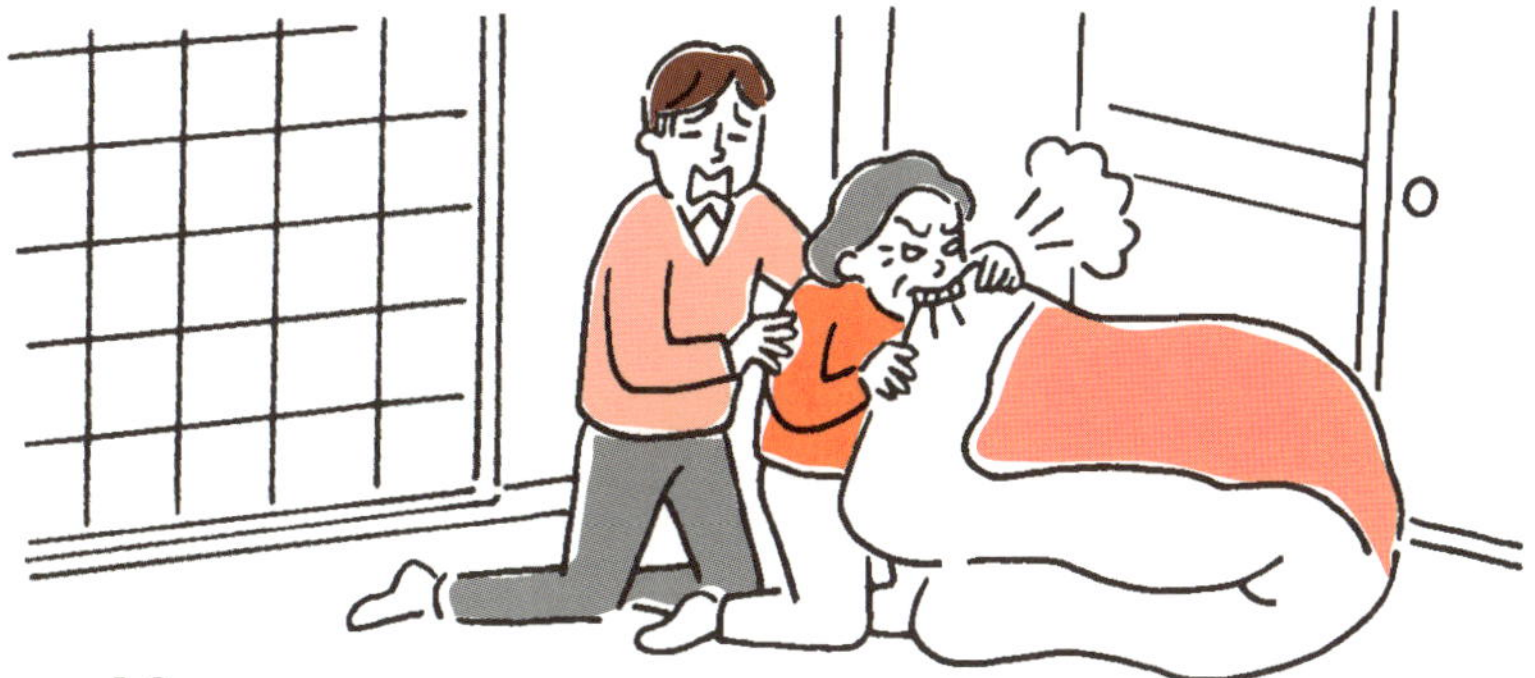

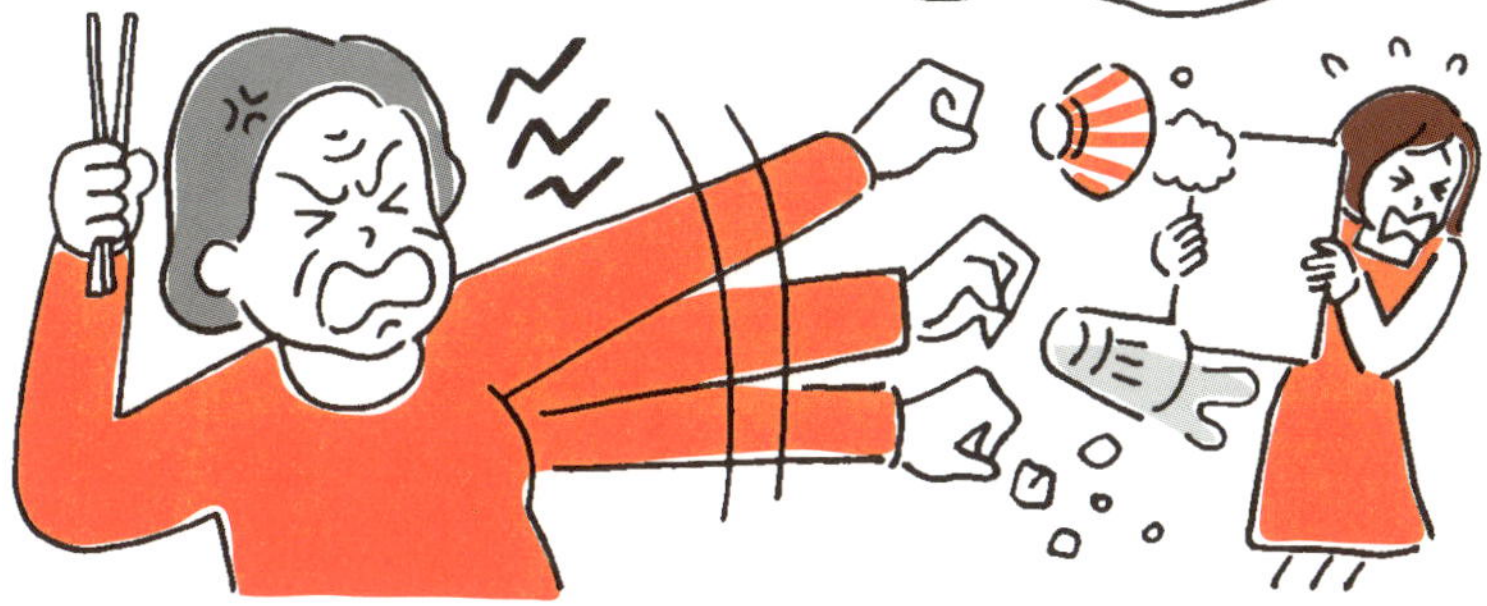

せん。お嫁さんは「早苗さんの顔を見るのも辛い」と言います。

早苗さんは異食が進み、布団に噛みつくなど、身の回りの物を何でも口に入れるようになっていました。

歩行はますます不安定で、小刻み歩行、両手を振らずに歩くなど、悪化していきました。自立歩行は危険でした。

そういうなかで、家庭では虐待も日常的に行われていました。

これは間違いなく、アリセプトの副作用です。主治医に相談してアリセプトの減量を依頼しましたが受け入れられず、家族の判断で中止することとなりました。

それでも、早苗さんの陽性症状は続きました。デイサービスの迎えを待てずに、家の外まで出て行って近くの歩道で転倒しました。

頭部から大量の出血をしているところを通りがかりの人が発見し、当デイサービスに連絡してくれたので、驚いて迎えに行きました。夜間の不眠も続いていて、家族はほとんど睡眠が取れていなかったようです。

このころ息子さんは「母親の首を絞めて殺してしまおうと何度思ったことか」と言っていました。いよいよ限界でした。

◎施設が協力して24時間の見守り体制

家族と相談して、「コウノメソッド」の生みの親である河野《こうの》和彦《かずひこ》先生（⇩43ページ）に診てもらうために「名古屋フォレストクリニック」を訪れました。

診断はＬＰＣ（レビー・ピック・コンプレックス）。レビー小体型認知症とピック病の合併した状態です（認知症のタイプ⇩１０９ページ）。当初診断されていたアルツハイマー型認知症ではなかったのです。興奮しているＬＰＣの患者さんにアリセプトを飲ませると、患者さんはさらに大暴れします。

河野先生は処方を変えました。

新たな処方は、リバスタッチ４・５㎎、メネシット１００㎎、ウインタミン６㎎×３でした。また、家族と相談して２種類の「米ぬか脳活性食」（⇩70ページ）の飲用も始めました。

すると、早苗さんの興奮は間もなく治まりました。しかし、軽い意識障害が続いていたので、シチコリン５００㎎の点滴（⇩１６３ページ）を行いました。早苗さんの意識ははっきりして、会話もできるようになりました。表情も穏やかです。

ただし心配だったのは、息子さん夫婦が朝６時には出掛けてしまい、それからデイサービスの迎え時間の９時まではひとりだったことです。

そこでご夫婦に「朝仕事に行くときにこちらに送ってこられませんか」と提案してみました。当施設は入所施設とデイサービスが併設であるので、朝が早くても対応できるからです。こうして、早朝から見守ることができるようになりました。

また夕方は、夕食を済ませて就寝準備までデイサービスで行い、その後仕事帰りの家族が迎えにきて、自宅に帰れば寝るだけとしました。

服薬管理ができない家族にかわって、当施設の看護師が医師の指示のもとで睡眠薬の用量調整を行いました。レビーの患者さんには薬剤過敏性があるため（⇩157ページ）、家族から夜間や翌朝の早苗さんの状態を確認しながら、いつも用量の調整を行っていったのです。

こうしたことが軌道にのってくると、家族から「本当に毎日が楽になった、これならまだ自宅で介護して行ける」という言葉を聞くことができるようになりました。

あれから5年がたち、早苗さんはもう歩けなくなっています。自宅での介護は限界ということになり、当施設へ入所することとなりました。状態としては寝たきりではありますが、食事は誤嚥（⇩156ページ）することもなくしっかり摂取できています。

◎家族を救うことが、患者さんを救うことになる

認知症の患者さんや家族へのサポートは、医療と介護の両輪で行う必要があります。実際に毎日の介護をする家族の負担を軽くすることが治療でできれば、自宅での介護は続けることができるのです。

早苗さんのケースは、当初の治療を続けて介護サービスの介入もうまくできなかったら、事故や事件につながっていたかもしれません。それくらい家族は切羽詰まっていました。

それを未然に察知して、医療と連携をとって家族や本人を救っていくのは、介護職の大きな役割だと思います。そのためには患者さんだけではなく、家族も注意深く観察する必要があります。

虐待がわかっても、家族だけを責めることはできません。その背景には必ず問題があります。そこを見定め、解決策を探ることで、家族の苦悩を軽減させていくことが必要になります。

症　例

間違った医療が認知症問題を大きくしている

優しかった祖母がアリセプト服用で豹変

◎受診して薬を飲み始めたら、とんでもないことに

大野真由美さん（仮名・80代後半）は、3世代同居の大家族で仲良く暮らしています。とても穏やかで優しいおばあちゃんです。しかし、最近は少しずつもの忘れが多くなってきました。といっても日常生活に支障が起こるほどのこともなかったのですが、家族は心配して地域の認知症専門医を受診したのです。

専門医の診断は「アルツハイマー型認知症」（⇩98ページ）でした。長谷川式テストは22点、身体機能は良好で日課の庭の草取りなども問題なく行っていました。

認知症の薬アリセプト3㎎の服用を始めたときは大きな変化はなく、少し笑顔が少なく

なった程度でした。ところがその後５㎎に増量されると、その数日後からさまざまな変化が現れてきました。

日課だった庭の草取りや散歩の回数が減って、自分の部屋から出てこなくなりました。いつもたたえていた穏やかな笑顔も見られなくなり、家事や身の回りのことはもちろん、入浴さえしなくなりました。

異常を感じた家族は、再び専門医を受診して真由美さんの状況を説明しましたが、「アルツハイマー型認知症の進行過程ではそのような症状が出現することがあります」と言われ、さらに「８㎎に増量して様子を見ましょう」ということになりました。そして追加で、興奮を抑える向精神薬グラマリールが処方されました。

真由美さんはその後も悪化していき、急に孫を怒鳴ったり、食事を用意したお嫁さんに食事を投げつけるなどの行動も出てきました。時には噛みつこうとするなど、暴力行為も現れていました。

困った家族は介護保険を申請してデイサービスの利用も考えましたが、引きこもり状態は解決できず、当社の施設へ入所の依頼となりました。もの忘れの症状が現れてから１年７か月、入浴をしなくなって１年間が経過していました。

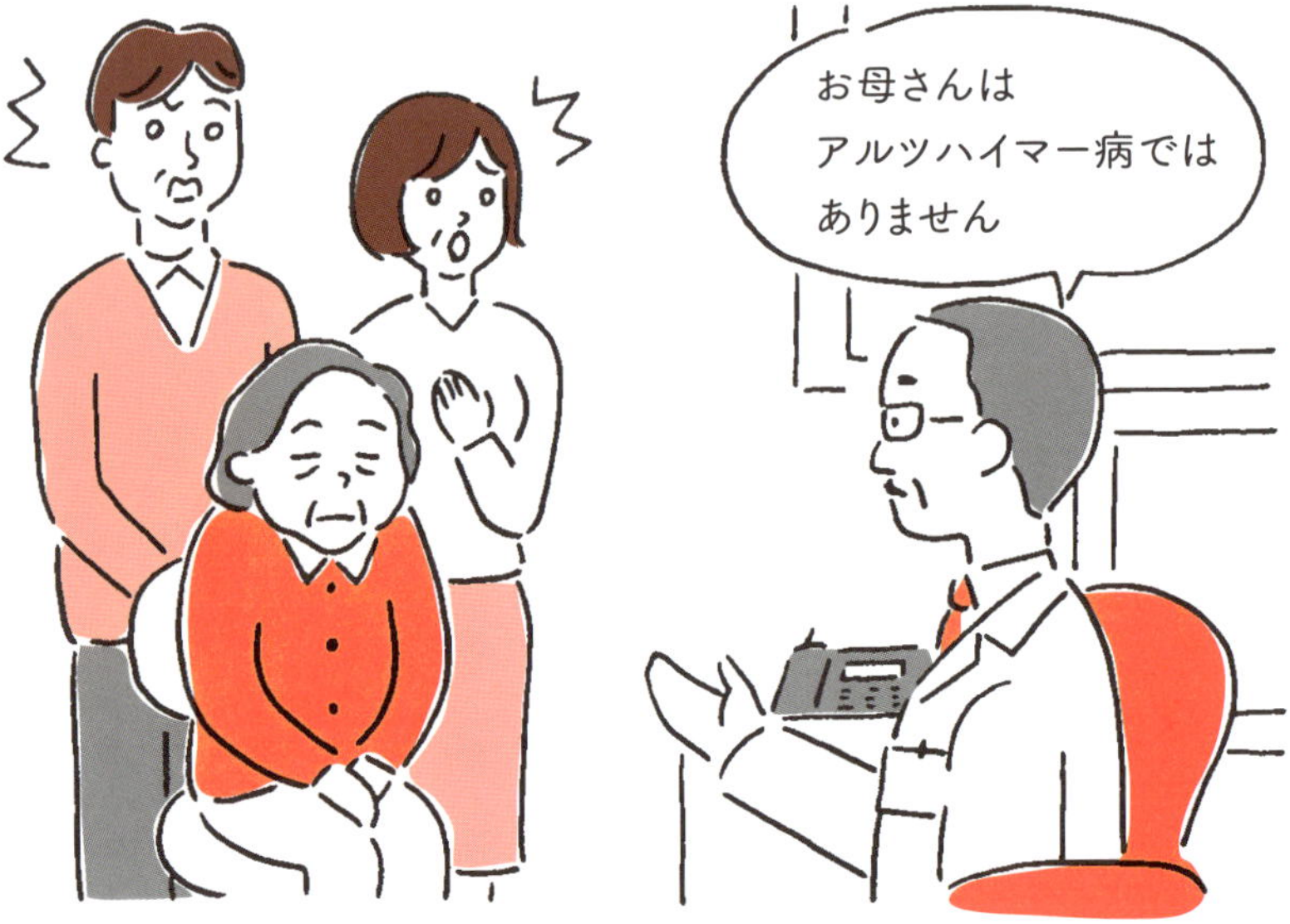
お母さんは
アルツハイマー病では
ありません

◎アルツハイマーではなかった？

当社のケアマネジャーが付き添って専門医に再度相談をしましたが、現在の治療を継続するとの回答があったので、家族に説明して「名古屋フォレストクリニック」の河野先生にセカンドオピニオンをうかがうことを勧め、受診することになりました。

河野先生の診断はアルツハイマー型認知症ではなく、前頭側頭葉変性症（おそらくピック病⇩１０４ページ）でした。頭部ＣＴで明らかな前頭葉の萎縮が認められたからです。

真由美さんが怒ったり、わめいたり、暴力をふるったりするようになったのは明らかにアリセプトによる副作用と判断した河野先生は、私たちにアリセプトの中止だけを指示しました。ほかの薬はいっさいなし、次回の受診も1年後でよい、とのことでした（ただし何かあればすぐに受診すること、とのことでした）。

家族と相談して、コウノメソッド推奨のサプリメント「米ぬか脳活性食」だけは飲むようにしました。

それだけで、当施設では、自宅で家族が困っていた症状は現れませんでした。真由美さんは穏やかな表情で暮らしているので、家族に「自宅に戻られてはどうか」と提案したほどです。しかし家族にとっては壮絶な体験がトラウマとなっているようで、「自宅で一緒に暮らすことはできない」という答えでした。

入所から4年がたちましたが、認知症の症状は進行しているものの生活の質はほぼ変わっていません。薬も飲んでいません。

＊

アルツハイマー型認知症と診断されてから入所に至るまでの期間に、真由美さんは急激に症状が悪化しました。そして薬をやめたとたん、穏やかな状態に戻りました。これは認知症の進行ではなく、治療薬の副作用と考えられます。

もちろん早期発見・早期治療で症状が改善するケースも多くありますが、このように必要ない苦悩を家族にしいる結果となる場合もあります。

それを救うのは、介護職しかいないと思います。

第2章

いままでの医療は認知症を治せなかった!?

医師は認知症を治せない

◎ほとんどの医師は認知症のことがわからない

おおよその病気については、医師に相談すれば、治療なりアドバイスなりをいただいて、事態は好転していきます。しかし認知症だけは、その常識が当てはまりません。なぜなら、医師のほとんどが認知症を知らないからです。

認知症は、ここ20年くらいでようやくわかってきた病気です。

それまでは、わからないことだらけでした。わかっていたのは「認知症は治らない」ということだけで、「高齢者がかかる病気だからまあまあ仕方のない病気、治療する必要もない病気」とされてきたのです。

だから、医学部を出てお医者さんになった先生でも認知症のことを知らないのが当然で、ほとんどは認知症の患者さんを診察した経験がありません。

まず、このことを知っておかなければなりません。

◎認知症の専門医はもっと怖い

「でも、認知症治療センターや大学病院などにいる専門医なら安心ではないの？」

そう思う読者は多いと思いますが、その信頼も非常に危険であると、河野先生は言っています。

認知症の専門医は精神科医か神経内科医ということになりますが、いずれも認知症に関心のある医師はまれだそうです。「もの忘れ外来」の担当医でさえ、認知症は治らないと思っているので、患者さんや家族にきちんと向き合おうとしません。家族が「こんなふうに困っている」という訴えに耳を貸さない先生が多いです。

認知症という病気にかぎっては、無条件でお医者さんを信じてはいけません。

◎誤診、薬の副作用で「困った症状」が

いま認知症医療でいちばん怖いのは、正しい診断ができないのに決まりきった治療（薬の処方）が行われている、ということです。「誤診」のリスクが大きいのです。

まさか、と思うかもしれませんが、これは現実です。

誤診による間違った処方で、たくさんの認知症の患者さんが苦しめられています。暴

言・暴力などの激しい周辺症状*（⇩59ページ）を起こしたり、寝たきりになったり、飲み込みが悪くなってくり返し誤嚥性肺炎を起こしたり、さまざまです。それは家族や介護者をも苦しめることになります。

◎認知症には4つのタイプがある

認知症の正しい診断というのは、どういうことでしょうか。

それは、認知症の４つのタイプを見分けるということです。

「認知症」というのは、一つの病気の名前ではありません。記憶障害など多彩な症状を起こす脳の病気のことを総称して「認知症」というのです。

認知症を引き起こす病気はさまざまですが、一般的によく見られるものとして、

①アルツハイマー型認知症
②脳血管性認知症
③レビー小体型認知症
④前頭側頭葉変性症（ピック病など）

の４つに分けられています。

これが認知症の４つの病型（タイプ）です（図１）。

４つのタイプは、それぞれ違う病気や障害が原因で認知症になっているのですから、治療法（薬の処方の仕方）も異なります（⇩118ページ）。

その鑑別が、ほとんどの医師ができません。

◎アリセプトの作用が「危険」になる患者さんもいる

認知症かどうかを調べる検査（長谷川式テスト）*を行った結果、明らかに認知症が疑われたとしましょう。しかし、それだけではどのタイプの認知症かはわかりません。それなのに認知症を理解していない医師は、簡単に①アルツハイマー型認知症と診断します。

なぜかと言うと、認知症といえばアルツハイマーと思い込んでいるからです。ほかの認知症タイプがあることを知っていても、アルツハイマー以外の認知症はまれだから自分の前に現れないと思っているのかもしれません。そして「アルツハイマーなら『アリセプト』（一般名ドネペジル）」と、自動的に処方してしまいます。

しかしその患者さんがもしも③レビー小体型認知症※だったら、大変なことになります。アリセプトの作用で歩けなくなったり、誤嚥を起こしたり、意識が低下したり、というこ

図1　認知症の種類と割合

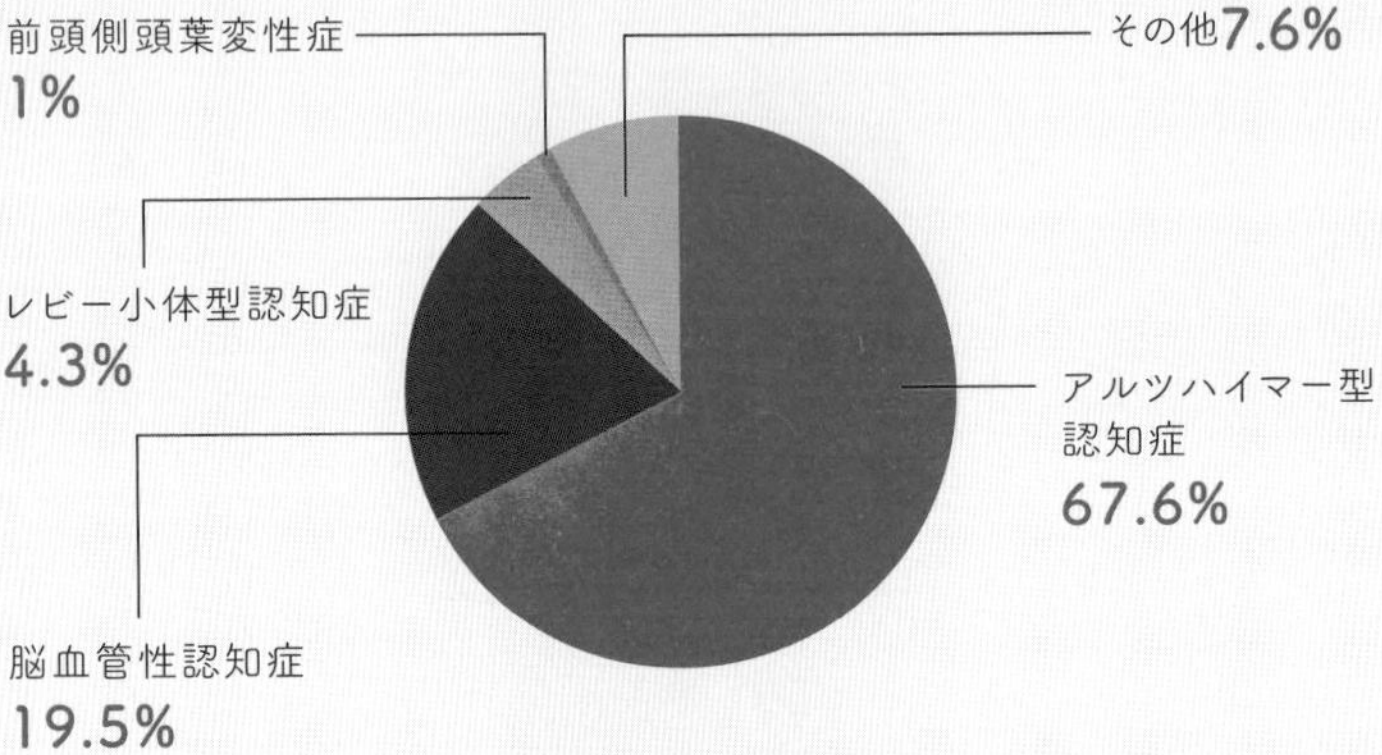

河野医師の予想

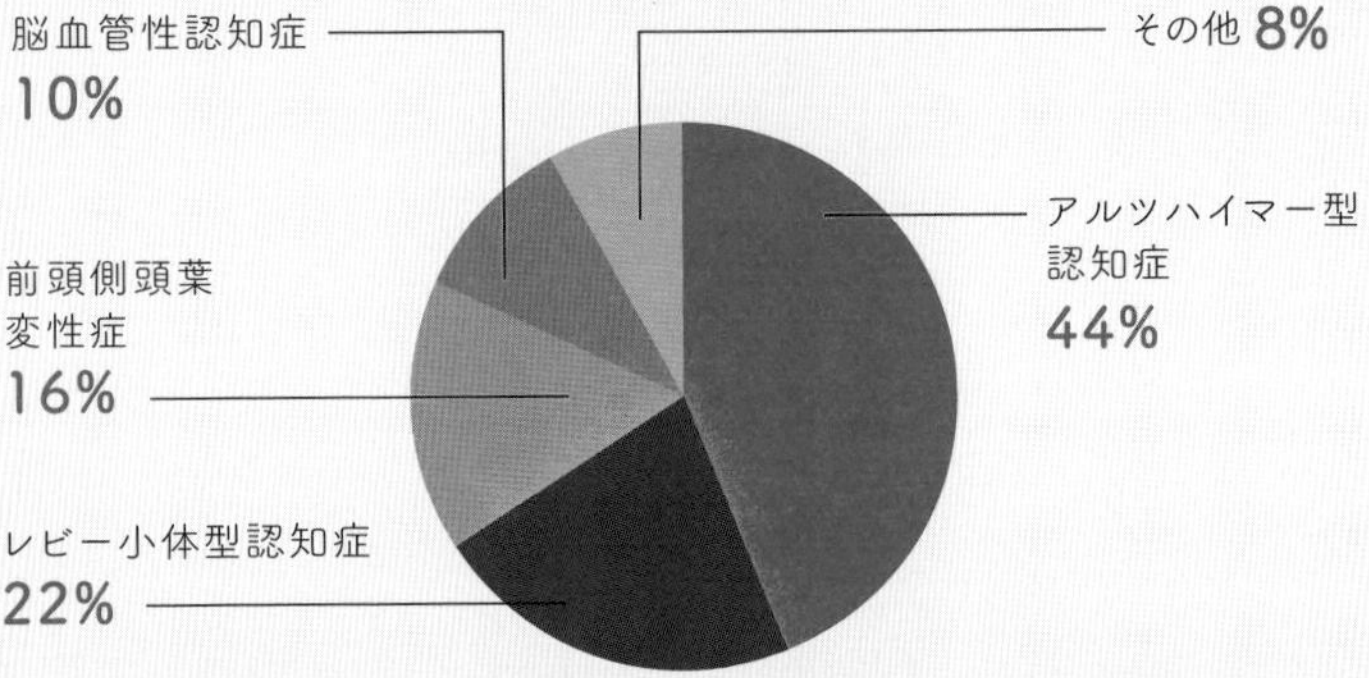

認知症の4つの病型で最も多いのが、アルツハイマー型認知症です。しかし、7〜8割がアルツハイマーというのはオーバーという指摘があります。日本でいちばん多く認知症患者を診ている河野医師は、自身の臨床経験から「アルツハイマーは4〜5割」と予測しています。認知症医療にも詳しい長尾和宏医師は、レビーやピックがアルツハイマーと誤診されている可能性も指摘しています。私の経験からも、その可能性は高いと思われます。

とが起こってくるのです。もしも④ピック病の患者さんだったら、さらに大暴れします。

私たちは、そんな例をイヤというほど見ています。

認知症を知らない医師が認知症の患者さんを診ることは、非常に危険なことなのです。

そういう現実があるということは、知っておかなければいけません。
※レビー小体型にアリセプトは適応が認められましたが合わないことが多いです。

覚えておきたい！重要用語

周辺症状

認知症の主症状（認知機能低下＝中核症状⇩59ページ）にともなって現れる、さまざまな行動心理症状。介護に困る症状のほとんどが周辺症状である。

長谷川式テスト（長谷川式簡易知能評価スケール、ＨＤＳ・Ｒ）

患者さんに質問して答えてもらう形で行われる認知症テスト。30点満点で、20点以下は認知症の可能性が高いとされる（ピック病のように行動障害型の認知症では、このテストが満点近い患者さんもいる）。診察前に問診などとともに行われることが多い。

認知症の薬をやめると認知症が良くなるって、本当ですか!?

◎アリセプトで患者さんが「炎上」することも

認知症の患者さんが服用する代表的な薬に、アリセプト*（一般名・ドネペジル）があります。認知症の中核症状（⇩59ページ）「認知機能の低下」を食い止めるための薬です。

アルツハイマーの患者さんの半数は、アリセプトを服用すると調子がよくなります。元気が出て、頭がはっきりして、記憶力なども向上することがあります。その効果は一時的で、病気自体の進行を止めることもできません。しかし、数年程度は進行を遅らせ、患者さんは元気に暮らすことができるので、アリセプトはとても良い薬なのです。

しかし、このアリセプトがレビー小体型認知症や前頭側頭型認知症（ピック病など）の患者さんに同じ用量で処方され、それを患者さんが服用すると、とんでもない副作用が現れます。周辺症状が悪化するのです。

◎ピックやレビーの人がアリセプトを飲むと

ピックの患者さんは、イライラして暴力・暴言などの症状がエスカレートします。誰にも止められなくなって精神科に強制入院させられたり、警察沙汰になったりすることもあります。私の知っているケースでは、ピックの患者さんが興奮して徘徊がひどくなり、踏切で立ち止まることができず電車にひかれてしまいました。アリセプトを服用するようになってから興奮がひどくなっていた、とのことです。

もともとアリセプトには意識を高揚させる作用があるので、興奮している患者さんには「火に油を注ぐ」ことになってしまいます。適用とされているアルツハイマーの患者さんも興奮していることがあるので、そのようなときにアリセプトを服用するとますます怒って暴力・暴言がひどくなることもあります。

レビーの患者さんは逆です。レビーの患者さんがアリセプトの服用を続けていると元気がなくなり、食事を摂らなくなり、歩けなくなり、意識が低下して、やがて寝たきりになります（図2）。

図2　レビー小体型認知症へのパニック処方

認知機能が低下する

レビー小体型認知症にアリセプトを通常量処方

↓

歩けなくなる

アリセプトを減らさないままパーキンソン病治療薬を追加

↓

表情が暗くなる

アリセプトとパーキンソン病治療薬を
減らさないまま抗うつ剤を追加

↓

さらに具合が悪くなる

パニック処方の末路

◎アリセプトの副作用を向精神薬で抑える?

「アリセプト炎上」に見舞われた患者さんは、アリセプトの服用を中止すれば穏やかになります。レビーでがっくりしてしまった人も、服用を中止すれば元気になります。

しかし処方した医師は、アリセプトの副作用で暴れているとは考えず、「病気が進行した結果」と言ってアリセプトを中止しません。なかには服用量を増やす医師もいます。そして、向精神薬も追加して興奮を抑えます。火にガソリンを加え、消火器で消そうとしているのです。患者さんはたまりません。

しかし、まさか「お医者さんが間違えている」とは考えない家族や介護者は律儀にアリセプトの服用を続け、患者さんの炎上は止まりません。

認知症の基本を理解していない医師は、このようにして認知症問題を大きくしています。専門医ほど、怖いのです。

「コウノメソッド」というのは、このようなアリセプト処方の問題を修正していこうと、医師に呼びかけたマニュアルなのです。

◎アリセプトの増量規定が患者さん、家族、介護者を苦しめている

問題は、医師の勉強不足だけではありません。

アリセプトの処方規定（服用量の規定）に、大きな問題があるのです。

規定では、アリセプトの服用は1日3mgの用量からスタートし、食欲不振や軟便などの副作用に注意しながら1～2週間後に5mgに増量すること、と決められています。そして最大10mgまでの服用を許可しています。

コラム

認知症トピックス

きわめて少量ならレビーに効果あり

アリセプトはアルツハイマーの薬として認可されましたが、最近になってレビー小体型認知症にも効果があると認められました。「コウノメソッド」では、たしかにレビーの患者さんにアリセプトを処方するケースもあります。しかしそれは、1・67mg程度という少量です。レビーの患者さんには薬物過敏の特徴があるので、アリセプトを規定どおりに処方すると寝たきりになって生命の危険にさえ及ぶ可能性がある、非常に危険であると指摘されています。

この規定を守らず、たとえば「この患者さんには多すぎるから規定よりも少量にしよう」と医師が判断して処方すると、それは保険薬として認められないのです。医師の自腹ということになってしまいます。

河野和彦医師らは[*]、この規定に猛反発しています。患者さんによっては、これでは用量が多すぎて周辺症状の悪化につながる危険が高いからです。

お年寄りの、しかも認知症の人への処方なのに……

高齢者は、薬の作用に対して頑張れる力が小さくなっています。若い人たちよりも副作用に弱いのです。また高齢者は個人差が大きく、薬の効き方（副作用の現れ方）も人によってさまざまです。それを一律に「5㎎に増量せよ」というのは、あまりにも危険だというのが河野先生らの主張です。

「コウノメソッド」でもアリセプトを使いますが、用量は患者さんの病型によって、あるいは症状の現れ方によってまちまちです。規定どおり3㎎から5㎎に増やしてもよい患者さんもいれば、1㎎前後でちょうど良い（いちばん効果があらわれる）患者さんもいます。

アリセプトという薬の力を最大限に引きだすためには、患者さんをよく観察し、家族や

書籍紹介

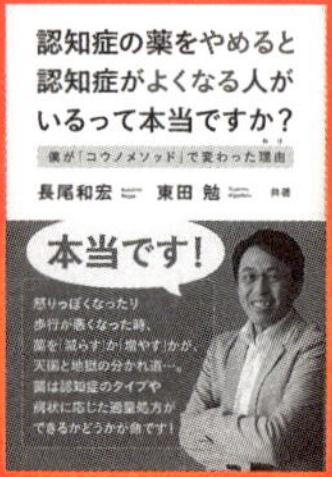

『認知症の薬をやめると認知症がよくなる人がいるって本当ですか?』長尾和宏・東田勉　共著／現代書林

介護者から患者さんの情報（困ったこと）を聞き、患者さんの体格なども見て、それぞれに適正な用量を判断していかなければいけません。興奮させるという作用があるので、基本的に多すぎないように慎重に用量を加減することはもちろんです。

あるいは、当然ながらアリセプトを服用させてはいけないという認知症の患者さんもたくさんいます。したがって、ピック病やレビー小体型認知症をアルツハイマー型認知症と混同することは絶対に避けなければならないのです。「コウノメソッド」は、そういうことを教えるマニュアルです。

コラム

認知症トピックス

製薬会社や学会を盲信する困った医師たち

アリセプトという薬は、上手に使えばとても良い薬です。アリセプトの増量規定は、その素晴らしさを台無しにして、さらに悪魔の薬にしてしまう、罪深いものです。医師こそ、そこに気づいて修正させる力になっていくべきでしょう。ところがおかしなことに、また残念なことに、現状はまったく違います。認知症学会は製薬会社が主張する増量規定をこぞって支持し、「コウノメソッド」の言い分をまったく無視しています。患者さん・家族・介護者を苦しめている増量規定を考え直すべきだと主張する医師は、なぜか逆に糾弾されてしまうのです。長尾クリニック院長の長尾和宏医師や河野医師らのグループは「一般社団法人・抗認知症薬の適量処方を実現する会」を設立して、増量規定に反対する活動を行ってきました。そのおかげで最近ようやく、ただし書きをつければアリセプトの少量投与が認められるようになりました。しかし増量規定は変わらず、いまも認知症の患者さんに適用されつづけています。

覚えておきたい! 重要用語

アリセプト（一般名・ドネペジル）
日本で開発され1999年に認可された世界初のアルツハイマー型認知症薬。2014年にはレビー小体型認知症にも適用が認められた。現在はジェネリックも登場している。

河野和彦医師
「名古屋フォレストクリニック」院長、1958年生まれ。1990年代から膨大な認知症患者の診療を続け、その経験を「コウノメソッド」という処方マニュアルにまとめた。

介護の手法にコウノメソッドの知識を組み合わせて

◎「介護者には介護者の手法がある」

「認知症の患者さんにはおかしな薬は使わせない、われわれがなんとかする」と考える介護の専門家はたくさんおられます。強い向精神薬や睡眠薬で患者さんを寝かせるのではなく、人間らしい手法で患者さんを救わなければならないという介護職の誇りだと思います。

認知症の患者さんとのコミュニケーション法としては、バリデーション療法*やユマニチュード*があります。また、回想法（⇩167ページ）や音楽療法（⇩167ページ）といった心理療法も認知症の患者さんには効果があることがわかっています。介護職の人がこうした手法を学ぶことは、もちろん良いことで必要なことです。しかし、「薬はすべて害」と考えるのは間違っています。それは「コウノメソッド」が登場したからです。

昔ながらの介護の専門家からみれば、医療に患者さんを丸投げしたあげく薬でダメにされてしまったという苦い経験があります。しかしいまや、医療にも光が見え始めています。

いまなお患者さんをダメにしてしまう医療は存在しているのですが、それを厳しく指摘して修正する医療、患者さん本位、家族本位の正しい医療が発展しています。それが「コウノメソッド」です。これを実践する「コウノメソッド実践医」もふえてきています。「コウノメソッド」による薬物療法は、確実に患者さんの周辺症状を抑えていきます。介護職が「コウノメソッド」を勉強し、それを適用できるように動くことで、介護は格段に楽になり、家族に喜んでいただくことにもつながります。「コウノメソッド」と介護の手法を組み合わせて、患者さんにベストの状態をつくりだしていくことが理想です。

覚えておきたい! 重要用語

バリデーション療法

アメリカのソーシャルワーカーが開発した、認知症の患者さんとのコミュニケーション術。相手の心理や行動を否定せずすべて受け入れることで、対話を成立させる。

ユマニチュード

フランスで開発された「見る」「話す」「触れる」「立つ」を基本とする介護技法。150種にも及ぶ手法で、患者さんとの絆をつくっていく。

症　例

ケアマネジャーが医師に危険を感じて（アリセプト炎上）

認知症ケアは、本人だけを見ていても十分ではない

◎認知症の薬を飲み始めたら怒りだした

吉本佳子さん（仮名・75歳）は、ご主人と一緒に工場での勤務を続けてきました。佳子さんは誰からも頼られる存在で、いつも仲間に囲まれているような人です。定年後も、地域で楽しく穏やかな生活を送っていました。

佳子さんの気になる症状が現れてきたのは、数年前からです。料理の味付けが変わり何を作っても味がない、ご夫婦と息子さんの3人暮らしなのに大鍋で食べきれないほどの煮物を作ってしまう、ダンボールで何箱も野菜を買って近所に配るなど、家族が注意してもやめることはありませんでした。

また、毎朝４時に起きて散歩に出かけるようになりました。大雨が降っても中止にはなりません。散歩コースの途中にある会社でラジオ体操を行っていると、そこに勝手に入って行って一緒に体操に参加します。会社側はずっと不信に思っていたそうです。

行きつけの美容院でも、店主が困っていました。髪を切るでもないのに毎日のように美容院を訪れ、「髪はいいから話をしたい」と言って、ほかのお客さんにおかまいなしに延々と関係ない話をし続けるのです。当初は数十分程度でしたが、やがて数時間になり、時には一日じゅう居すわっていることもありました。

佳子さんにはもの忘れの症状も現れていたので、ご主人とかかりつけ医を受診して相談すると、「アルツハイマー型認知症」と診断され、アリセプトが処方されました。しかし服用してもとくに効果はなく、用量は３㎎から５㎎、８㎎と増量されました。

そのころから怒りっぽくなったと、ご主人は言います。早朝散歩だけでなく、昼間も出て行ってしまいます。心配したご主人が毎回、後ろを歩いて見守っていました。

その後、ご主人が市役所へ相談して、当社ケアマネジャーが担当となったのです。

◎ケアマネジャー担当から現在までの援助経過

そのころ佳子さんは、認知症の薬を2種類飲んでいました（アリセプト8㎎、メマリー5㎎）。自宅を訪れると、佳子さんはずっと険しい表情で、「最近じっとしていられない、止められてもどうしても外に出ていきたくなる」などと言います。

ご主人は「薬を飲み始めて明らかに変わった」と言います。口唇ジスキネジア（口をもぐもぐ、舌打ちなどをくり返す症状）がありましたが、それも服薬後に始まったそうです。

ケアマネジャーは受診時に同行し、医師に佳子さんの状況を説明しました。薬を飲んでから徘徊がひどくなり、怒りっぽくなった、と。すると、医師はこう言いました。

「君は勉強しているね、僕にメマリーを増やせと言っているのだね」

ケアマネジャーが「違います、アリセプトを減らすことはできませんか？」と食い下がると、「メマリーで穏やかになるから」と相手にしてもらえません。

結局メマリーが20㎎に増量され、アリセプトは8㎎のまま継続でした。

直感的に「このままでは家庭が崩壊してしまう」と思ったケアマネジャーは、家族に説明して、河野先生にセカンドオピニオンを聞いてみることにしました。

河野先生の診断は、陽性症状の激しい「ピック病」でした。それはケアマネジャーの目にも明らかで、アリセプトなどもってのほかだったのです。

「私は何もすることない、ただ薬を減量するだけだ」

河野先生はお決まりのセリフで、ウインタミンだけが処方されました。また、家族と相談して「米ぬか脳活性食」の飲用も始めました。

アリセプトをやめると、佳子さんのひどい症状は日を追うごとに改善していきました。そして現在までの3年間、レミニール（認知症の薬、4mg×2）とウインタミン（4mg×2）、そして「米ぬか脳活性食」だけで良い状態を維持できています。

◎経過から考えなければいけないことは……

最初の訪問時から、ケアマネジャーはご主人にも少し怪しい感じ（認知症の疑い）をもっていました。認認介護になっていたのです。そこで河野先生に相談して、ご主人も「米ぬか脳活性食」の飲用を始めることにしました。その効果があって、ご主人は活動的になりました。「元気になった、調子がいい」と本人も喜んでいました。

そして、もう一つ問題がありました。じつは吉本さんご夫妻と同居している長男が、20年近くも引きこもりの生活を続けているのです。

私たちが関わってから数か月後のこと。長男から両親に対して虐待があるのではないかと疑われることがありました。長男のものすごい怒鳴り声が聞こえてきたのです。ガレージには、いつもビールの空き缶がたくさん詰め込まれていました。両親はアルコールは飲みません。どうやら長男が昼間から酔っぱらって暴言を吐いているようなのです。

ケアマネジャーと息子さんとは顔を合わせなかったのですが、最近になって「相談に乗ってほしい」と言われました。話をうかがうと心療内科で「統合失調症」「うつ病」と診断され、向精神薬とうつ薬を飲んでいるようです。飲酒量が多いことも問題でした。

この家庭は、家族3人でなんとか支え合って暮らしているのが現状です。1人でも欠けてはおかしくなります。そこで息子さんにも「米ぬか脳活性食」の飲用を勧めてみました。すると、飲用を開始して2週間を過ぎたころに突然、息子さんから電話がありました。「いままでで初めて少し調子が良くなってきた。買い物に出掛けてみようと思う」と言うのです。家族への暴言等も減っているようで、家庭内は安定しているようです。

認知症介護は、本人だけを見ればよいわけではありません。その後ろにいる家族にも注意深く目を向ける必要があります。介護をする家族が健康な状態を保っていなければ、患者さんは自宅で暮らすこともできなくなるからです。

第 3 章

コウノメソッドって どんな やり方なの?

コウノメソッドと河野和彦先生

◎患者ファースト、家族ファーストの認知症医療

認知症は現在でこそ治療の価値ある病気とされていますが、わずか20年前までは「治療しても治らない」「もう年なのだから仕方がない」と、医療からはほとんど見捨てられていました。実際、医師には打つ手が何もありませんでした。そうしたなかで、強い向精神薬や睡眠薬で強制的に患者さんを「寝かせる」ことが行われていたのです。

河野和彦先生は、そのころから総合病院の老年科でたくさんの認知症（当時は痴呆症）の患者さんを診てきました。なんとか良くならないかと、患者さんの立場に立って治療をつづけてきました。

河野先生は「患者ファースト、家族ファースト」です。学会や専門医の話を鵜呑みにせず、誰も使わない大昔の薬やサプリメントも効果があるとなればこだわりなく使います。それは河野先生に「医者は患者をよくしてナンボ」という強いポリシーがあるからです。

◎効果の高い正しい医療だが、なぜか一般に行われていない

この河野先生が２００７年にインターネット上で発表したのが、認知症治療のための処方マニュアル「コウノメソッド*」です。認知症という病気に対して、ここまで精密に、臨床の診断と処方のやり方をマニュアル化したものは初めてでした。

一人の臨床医が、なぜこのような優れたマニュアルをつくることができたのでしょう。

河野先生は「患者さんが教えてくれました」と言います。症状を改善するために薬を飲んでもらう、するとどうなるのか、患者さんが教えてくれるというのです。

その患者さんからの答えを忠実に体系化したものが「コウノメソッド」です。

「コウノメソッド」は毎年、年末に近くなると更新され、進化しつづけています。それは、発表後もさらに患者さんから「それは違うよ」と教えてもらえるからなのです。

河野先生は２００９年に「名古屋フォレストク

書籍紹介

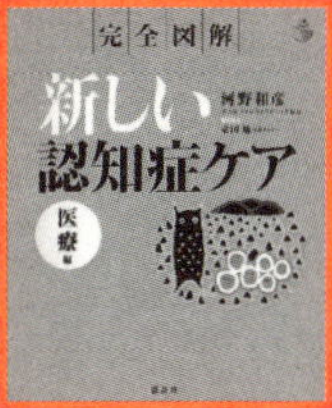

『完全図解　新しい認知症ケア　医療編』**河野和彦著　東田勉編集／講談社**

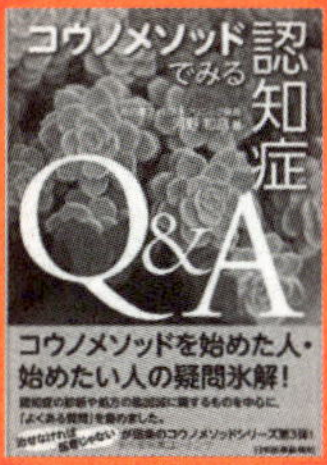

『コウノメソッドでみる認知症 Q&A』**河野和彦著／日本医事新報社**

リニック」を開業し、現在も全国から集まる認知症患者さんを治しつづけています。その成果は驚くべきものですが、認知症の学会は「コウノメソッド」を完全に無視して、現在もドネペジルの増量規定を支持しています。

「コウノメソッド」は認知症の周辺症状を確実にコントロールするとてもよい方法なのですが、その治療は一般的には受けられないのです。

それでもコウノメソッド実践医*は、現在では全国に公開している方だけでも300名を超えました。そこに私たちのいちるの望みがあります。

覚えておきたい！ 重要用語

コウノメソッド

河野医師が30年の経験をもとに無料公開した認知症の処方マニュアル。病型と症状に細かく対応したきわめて現実的なもので、現場の即戦力になる。

「コウノメソッド2016」http://www.forest-cl.jp/method_2016/kono_metod_2016.pdf

コウノメソッド実践医

無料公開されている「コウノメソッド」に準じて認知症医療を行うと宣言した医師。河野先生とオンラインで相談を受けながら患者さんの治療に当たることができる。

全国のコウノメソッド実践医　http://www.forest-cl.jp/jissen.html

コラム

認知症トピックス

医療もケアも集う「認知症治療研究会」

２０１５年３月、コウノメソッドを支持する医師、看護師、薬剤師、ケアマネジャー、介護士らが世話人となって「認知症治療研究会」が設立されました（代表世話人・堀智勝医師）。「認知症医療を変えよう」という河野先生はじめたくさんの人たちの悲願を現実にするための研究会です。年に一度の研究会はすでに3回を重ね、ますます盛況でした。研究会は会員になれば参加できます。また、医療従事者でなくても認知症の介護経験があれば誰でも会員になれます。

「認知症治療研究会」http://www.jsdt.org/

介護者を救うコウノメソッド

◎認知症の問題の本質は「介護の苦悩」にある

「認知症の患者さんか、その介護者（家族）か、どちらか一方しか救えないとしたら、あなたはどちらを救いますか？」

この究極の選択は、「コウノメソッド」が医師たちに問いかけたものです。

河野先生の答えは「迷うことなく介護者（家族）を救わねばならない」と明快です。

理由は「介護する人が倒れたら患者さんも道連れになるから」です。

患者さんにとって介護者というのは、文字通りの命綱なのです。

じつは、この考え方こそ「コウノメソッド」のいちばんの基本であり、治療の大原則です。それは「認知症は治療で完治するものではない」という事実をふまえたものです。

認知症の治療というものをあらためて考えてみましょう。

◎周辺症状と中核症状

第2章ですでに述べたように、認知症の問題は周辺症状にあります。

認知症の症状は、中核症状*と周辺症状に分けられます（図3）。

中核症状というのは、脳細胞が障害を受けることによって直接的に起こってくる症状です。もの忘れ（記憶障害）というのはまさにそうですし、着替えができないなどの行動の障害、予定が立てられないなどの判断力の障害も、病気によって直接的に現れる中核症状です。

しかし、認知症の症状は中核症状だけではありません。暴言・暴力、妄想*・幻覚*、介護拒否、あるいは食欲低下、無気力・無表情、うつ状態などが、患者さんによってさまざまに起こってきます。

中核症状というのは認知症の決め手となる症状ですから、どの患者さんにも必ず起こっています。一方、周辺症状というのはそれに付随して起こる症状ですから、ほとんどない患者さんもいますし、時間帯や日によって現れることもあります。病気の進行とともに起こってくることもありますし、アリセプトなどの薬の副作用として現れることもあります。

図3　中核症状と周辺症状

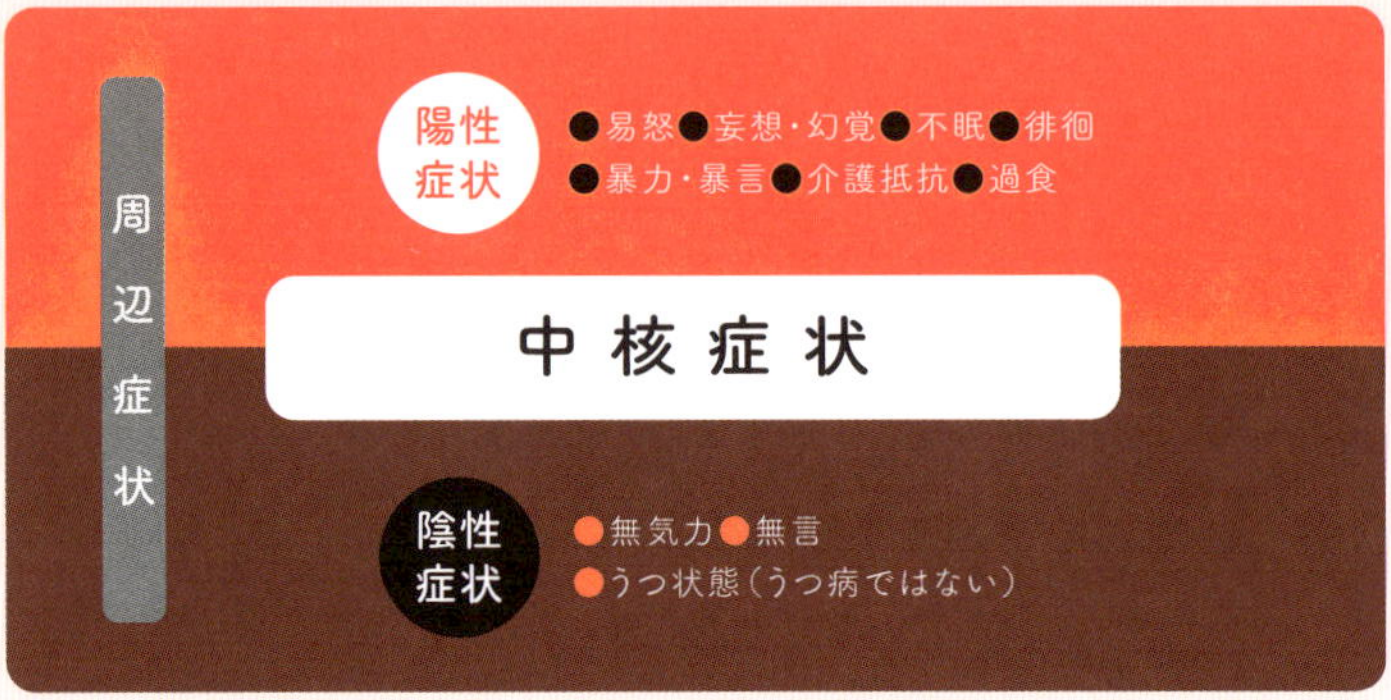

介護者は、患者さんを観察しながら、この2つの症状を分けて見ること（そしてできれば周辺症状の原因を考えてみること）が必要です。

◎まずは、困った症状を治しましょう

さて、介護者にとって治してほしい症状は、中核症状でしょうか、周辺症状でしょうか。

これは100人の認知症介護者に聞いても答えは一つでしょう。もちろん、周辺症状を治してほしいのです。もの忘れや、生活行動の失敗をしても、介護者がいればフォローできます。それくらいの苦労は、在宅で療養するうえでまったく問題になりません。もちろん施設でも同様です。しかし激しい周辺症状

は、いかに優秀な介護士でもお手上げです。

したがって、介護者を救う（ことによって患者さんを救う）ことを主眼とする「コウノメソッド」が重要視しているのも、困った症状を取る、ということです。そのための具体的な処方が示されているのです。

◎診断は大事だが、そこにこだわらず現れている症状に対処する

大きな病院の「もの忘れ外来」を数か月待って受診すると、画像検査などで1週間くらい待たされて、さらに診断がくだるまで1週間もかかることがあります。でも家族は、その日の夜に患者さんが暴れて困っているのです。

そういうときに、たとえ診断が確定しなくても、とにかくいま家族が困っている症状を取るための処方をしよう、というのが「コウノメソッド」です。

もちろん「コウノメソッド」でも、診断は重視しています。しかし、それは初診でいきなり正解しなくてもかまわない、なんとなく当たりをつけておき（そこは絶対に見誤らないで）、慎重に薬を出してみて、その薬を飲んだ患者さんがどのように変化するか、効果も副作用も含めて観察して、じっくりと診断をしぼっていけばよい、というのです。

それは、診断の確定を急ぐあまり、第2章で述べたような「誤診」をしてしまう可能性もあるからです。認知症という病気は非常に複雑です。最初はアルツハイマーだったのにレビーに変化するようなことも珍しくありません。だから診断にこだわり、その判断に固執しているとロクなことが起こらない、というのが河野先生の経験なのです。

コラム

もう一言！

介護者が救われるために、介護者の勉強が必要

病院で診察を受けるとき、必ず問診を受けます。患者さんがなぜ受診したのか、何がおかしいと思っているのかを知らなければ診療が始まらないからです。

コウノメソッドが理想とする認知症医療は「介護者を救う」が原則ですから、患者さんの診察のときに介護者（家族）の話は非常に重要な情報になります。そのとき①認知症という病気を理解していること、②家族をしっかりと観察していること、③何がいちばん困っているのか、について簡単明瞭に伝えられることが大切になります。

認知症医療を成功させるコツというものがあります。詳しくは第6章をごらんください。

覚えておきたい！　重要用語

中核症状

物忘れがひどい、衣服の脱ぎ着ができない、場所や時間がわからない、予定が立てられないなど、脳神経が障害を受けることによって直接的に起こる認知症の中心的症状。

妄想

ありえないことを「そうにちがいない」と思い込み、訂正できないこと。本人は妄想とは思っていない。もの盗られ妄想、嫉妬妄想などが多い。

幻覚

存在しないものを脳が感じること。本人は実際に見え（幻視）、聴こえ（幻聴）ている。レビー小体型認知症に多い。知らない子どもや亡くなった人、虫などを感じると訴える人が多い。

困った症状が取れるなら、なんでもやる

河野先生は「患者さんファースト、家族ファースト」ですから、状況が改善する（つまり周辺症状が良くなる）ためなら、自分のプライドなどは気にしません。製薬会社の営業マンから勧められた薬を使わなくても、気にしません。「治ればよい」のです。

認知症の病気はほとんどが医学的に解明されていないものばかりで、何が効くのか、ということ自体が闇の中です。

そうしたなかで認知症医療を実践してきた河野先生は、効きそうなものはこだわりなく患者さんに試してみます。

何十年も前の、まったく違う分野の薬が認知症の症状に効果があるという文献をどこかで見つければ、それをすぐに試してみます。

向精神薬*や睡眠薬などについても、まったく同様です。「向精神薬や睡眠薬は危険」という風評は、認知症医療の現場には関係ありません。それをごく少量使えばどうなのか、

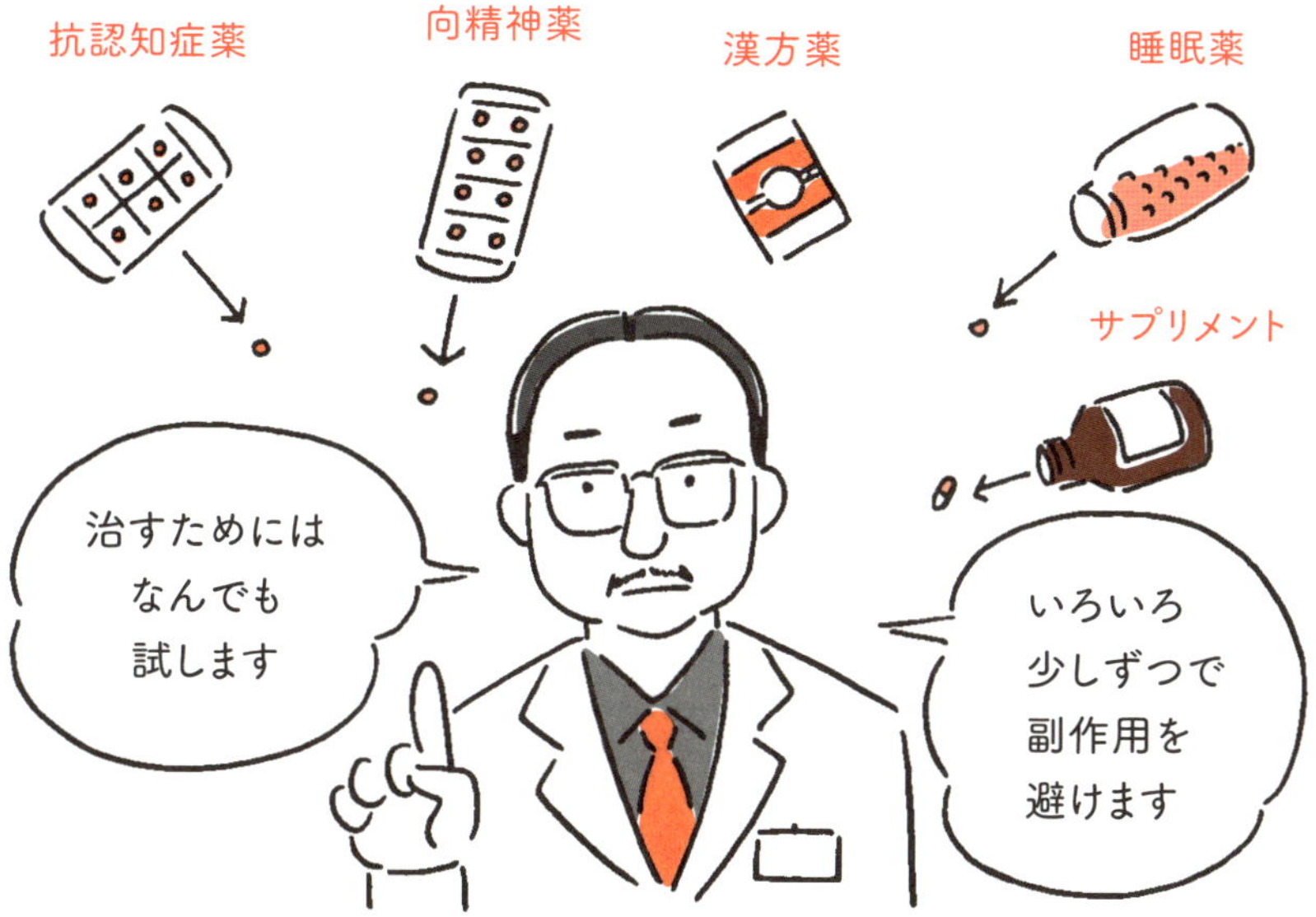
抗認知症薬
向精神薬
漢方薬
睡眠薬
サプリメント
治すためには
なんでも
試します
いろいろ
少しずつで
副作用を
避けます

そういうことを患者さんに試して、よいものは積極的に使います。

大切なのは、治すこと。その目的が、先入観やはやりの考え方でブレてはいけません。

「医者は治してナンボ」と、心から考えて実践している医師です（図4）。

したがって、米ぬか脳活性食、赤ミミズエキス、カプサイシンなどのサプリメントや漢方薬（抑肝散*など）も積極的に使います（図5）。

じつは河野先生も最初は、健康食品で認知症が良くなるわけがないと懐疑的でした。

しかし、米ぬか脳活性食の臨床試験に参加し、その効果を目の当たりにして驚いて、これを「コウノメソッド」で使うべき重要な武器の一つにしたのです。

サプリメントを重視して使う（患者さんの家族に勧める）ことも、「コウノメソッド」が怪しいと思われている一つの原因かもしれません。

しかし、右にあげたコウノメソッド推奨のサプリメントが確実にその効果を発揮することは、私自身もたくさんの施設利用者の方を見て理解しています。

薬よりも効くと思うことがありますし、薬との併用でバツグンの作用をみせることがあります。河野先生は、米ぬか脳活性食がなければ求められているような認知症医療はできない、とさえ言っているのです。

覚えておきたい！ 重要用語

向精神薬
主に精神科で使われる薬剤の総称。脳内物質をコントロールして、患者さんの心理的・精神的な動きに影響を与える。この一部が抗精神病薬。

抑肝散
イライラして暴れたり、幻覚が出ている患者さんに使われる。もともとは子どもの癇（かん）の虫を抑えるための漢方薬。低カリウム血症の副作用に注意が必要。

図4　認知症の治療の概念

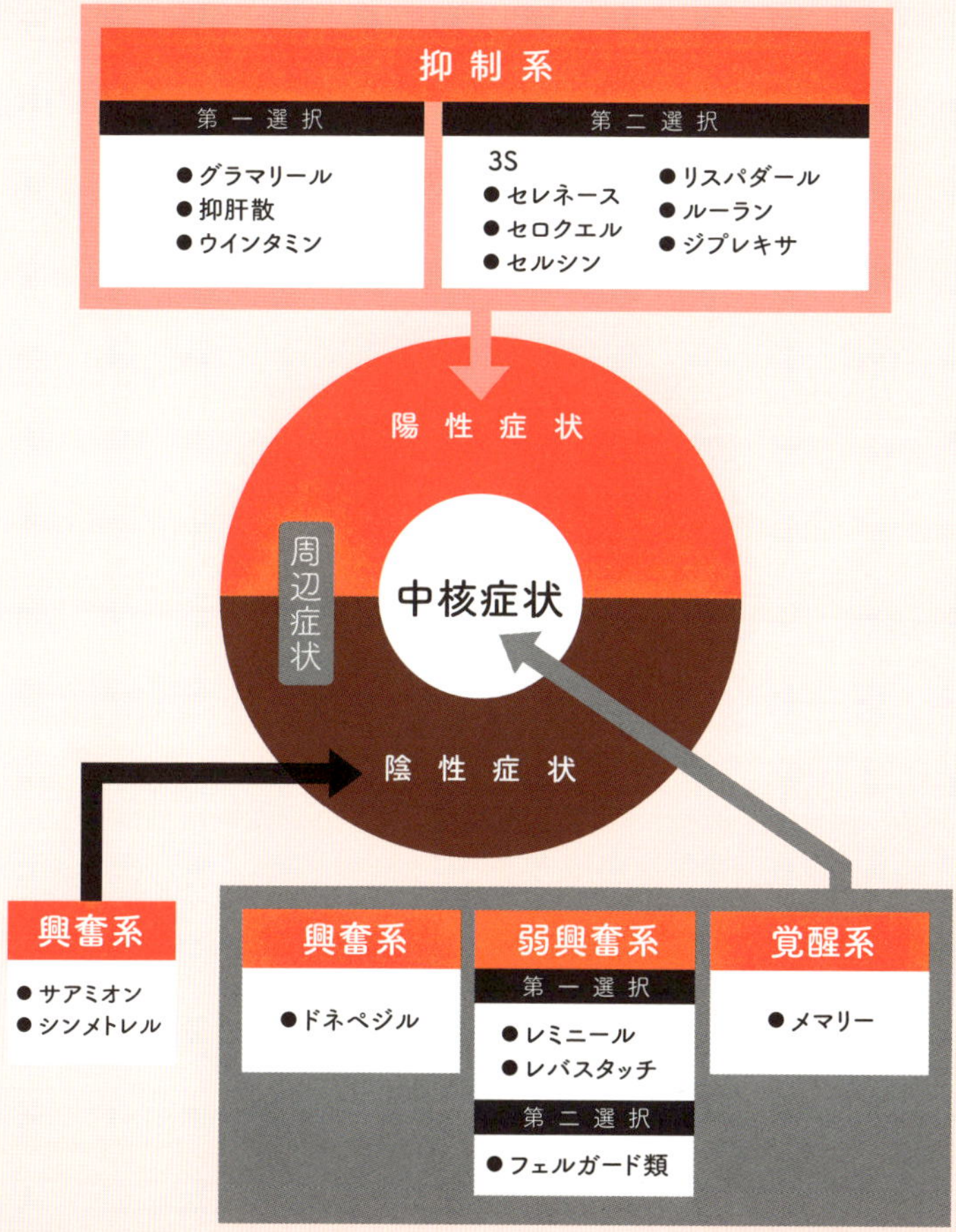

周辺症状は、元気がありすぎる「陽性症状」と、元気がなさすぎる「陰性症状」に分けることができる。コウノメソッドは、多すぎるものを減らす、少なすぎるものを足すという東洋医学的な発想で周辺症状に対処するので、陽性症状か陰性症状を見きわめて薬を選択するのが基本である。

コウノメソッドは薬を、患者さんをおとなしくさせる抑制系薬剤と、元気にさせる興奮系薬剤に分けて考える。このような考え方によって、たとえば陽性症状のある患者さんにアリセプトのような興奮系の薬剤を処方する場合に注意が必要であることがわかるのである。

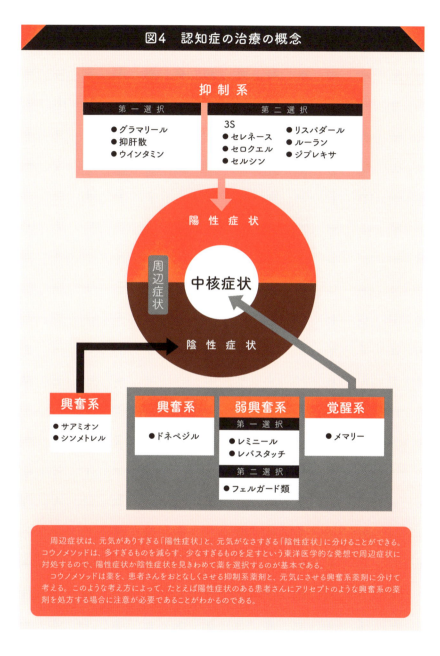

図5　コウノメソッドで用いる薬品・漢方・サプリメント

	商品名	一般名	適用症および コウノメソッドでの使い方	推奨用量
抑制系薬剤	グラマリール	チアプリド塩酸塩	●在宅生活が可能な程度の陽性症状に ●初歩的な薬だが安全なので抑制系の第一選択	まず25mg錠で1日1～6錠の維持量を決める
抑制系薬剤	抑肝散《よくかんさん》	抑肝散	●体幹バランスの悪いレビー、ピック病の陽性症状に ●アルツハイマーにはあまり効かない ●血清カリウム低下に注意。特にラシックス併用時	1日1～4包 クラシエの3.75gなら1日2回
抑制系薬剤	抑肝散《よくかんさん》加陳皮半夏《かちんぴはんげ》	抑肝散＋陳皮＋半夏		
抑制系薬剤	セロクエル	クエチアピンフマル酸塩	●在宅生活が難しい陽性症状の人、ピック病の人に ●レビーでも少量なら可能 ●体の傾斜を起こしやすい	25mgを1日0.5～6錠 強いので微調整も考える（朝10mg+夕10mgなど） 糖尿病患者には禁忌
抑制系薬剤	ウインタミン	クロルプロマジン	●陽性症状の強いピック病の第一選択、アルツハイマーにおいてはグラマリール、セロクエルが効かない場合の第二選択、糖尿病がある場合は第一選択	軽度：4mgや6mgの組み合わせで10mg 中度：12.5mgを2.5錠 最大：12.5mgを6錠
抑制系薬剤	セレネース	ハロペリドール	●暴力はなく、妄想だけの人に ●歩行のしっかりしたレビーにも少量使用可能	1錠（0.75mg）は多い、0.2mg、0.5mgの細粒で開始
抑制系薬剤	リスパダール	リスペリドン	●暴力に対して頓用で用いてもよい ●パーキンソン症状が悪化するので常用は避ける ●ピック病には効きにくい	暴力的なときに1mgか2mgシロップを1日3回まで
興奮系薬剤	シンメトレル	アマンタジン塩酸塩	●正常圧水頭症の意識障害や歩行障害に、髄液排除28mℓに次ぐ第二選択として ●パーキンソン症状に多用されるが、あまり効かない	1日に150mgまで レビーには100mgまで（過量で幻視誘発）
興奮系薬剤	サアミオン	ニセルゴリン	●脳血管性認知症のうつ状態に対する第一選択 ●アリセプトを増量できないが元気にしたいレビー、筋力をアップさせ、切迫性尿失禁を改善したいとき	5mgを1日3回 易怒の場合は1日6mgや、グラマリール少量の併用

コラム

もう一言！

家族の方と相談して、上手にサプリメントを使う

いかに「コウノメソッド」が優れていても、介護職員が薬を処方することはできません。また、処方された薬の量を加減することも介護職員には許されていません。現実的には、処方についてはコウノメソッド実践医を探して相談する、薬の量の加減については家族の方と相談する、ということが必要になってきます。

その点でサプリメントの場合は、介護職員が家族に勧めることができます。「コウノメソッド」の推奨するサプリメントを積極的に活用できるのです。

ただし、サプリメントも薬と同じように、使い方が重要です。間違った使い方で副作用が出ることもあります。サプリメントもしっかり勉強しておくことが大事です。

コウノメソッドが推奨するサプリメント、「米ぬか脳活性食」とは

「米ぬか脳活性食」は、コウノメソッドで最も重要視しているサプリメントです。いくつかの種類がありますが、基本的な成分は、米ぬかに含まれるフェルラ酸とガーデンアンゼリカ（西洋当帰）という薬草の抽出物です。河野先生や多くのコウノメソッド実践医が、ピック病の陽性症状*や嚥下障害*などに薬剤以上の効果があることを報告しています。

また注目されているのが、予防効果です。認知症の予備軍と言われる軽度認知障害（MCI）*の人が「米ぬか脳活性食」を飲用すると、2年後には発病が明らかにおさえられていた、という研究結果が木村武実医師（国立病院機構菊池病院）によって報告されています。「米ぬか脳活性食」には、エビデンスがあるのです。

また、イライラして怒っている状態をしずめたり、パーキンソン症状が現れた歩行機能を良くしたり、意識低下を改善したりと、使い方によってさまざまな効果が期待できます。

ただし、勝手な判断で使用するのは好ましくありません。製品にはいくつかの種類があ

覚えておきたい！　重要用語

●陽性症状
認知症の周辺症状のうち、イライラ、暴力、妄想のような激しい症状を「陽性症状」と言う。対して、うつ状態、無表情、食欲不振、無言などは「陰性症状」と言う。

●嚥下障害
飲み込む力が弱まって、むせること。気管支に異物が入ることで肺炎をくり返し起こすことが危険である。レビー小体型認知症に多い症状だが、ドネペジルの服用で起こることも多い。

●軽度認知障害（MCI）
認知症の前段階。記憶障害はあるが日常生活に支障はない。放置すれば、5年間で50％が認知症に進むと言われ、この段階で発見して対応することが非常に重要とされている。


って、それを使い分けなければ改善率が下がることがあるからです（図6、図7）。

このため製造元や河野先生は、認知症および「米ぬか脳活性食」についてしっかり勉強して、経験もある医師（コウノメソッド実践医）に相談して飲用することを勧めています。

最近は、ガーデンアンゼリカの代わりにインドの伝統的医学で使用されてきた薬草バコパモニエラの成分を加えた「米ぬか脳活性食」が登場しました。意識レベルが落ちて昼間も眠っているような患者さん（レビー小体型認知症）や、言葉が出にくくなっている患者さん（意味性認知症）に効果があると言われています。

図6　米ぬか脳活性食のタイプ

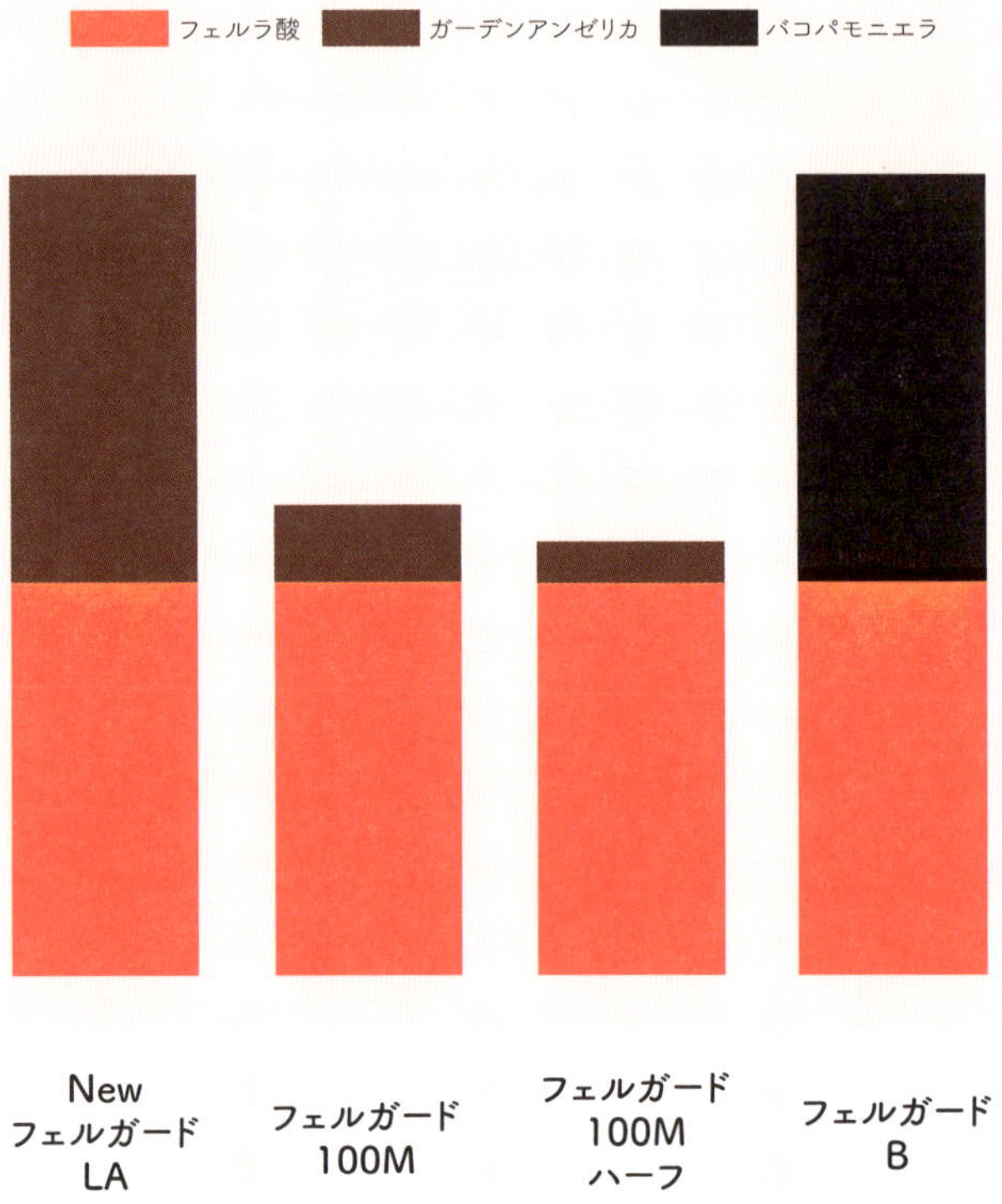

New フェルガード LA：認知機能の維持・改善を狙って用いるが、ハイテンションになることがある

フェルガード 100M：ガーデンアンゼリカを1／5に抑えてあるため興奮性が少ない

フェルガード 100M ハーフ：ガーデンアンゼリカを1／10に抑えてあるため、さらに興奮性が少ない

フェルガード B：易怒を出さずに覚醒や発語を促したいときに用いる

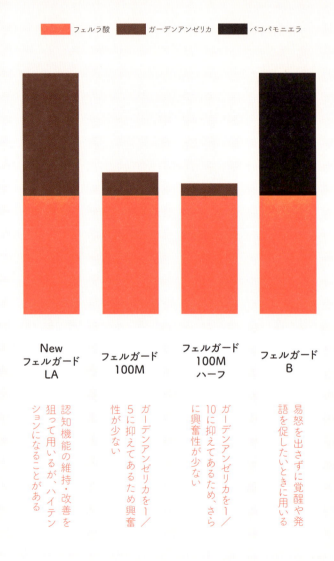

図7　米ぬか脳活性食の使い分け

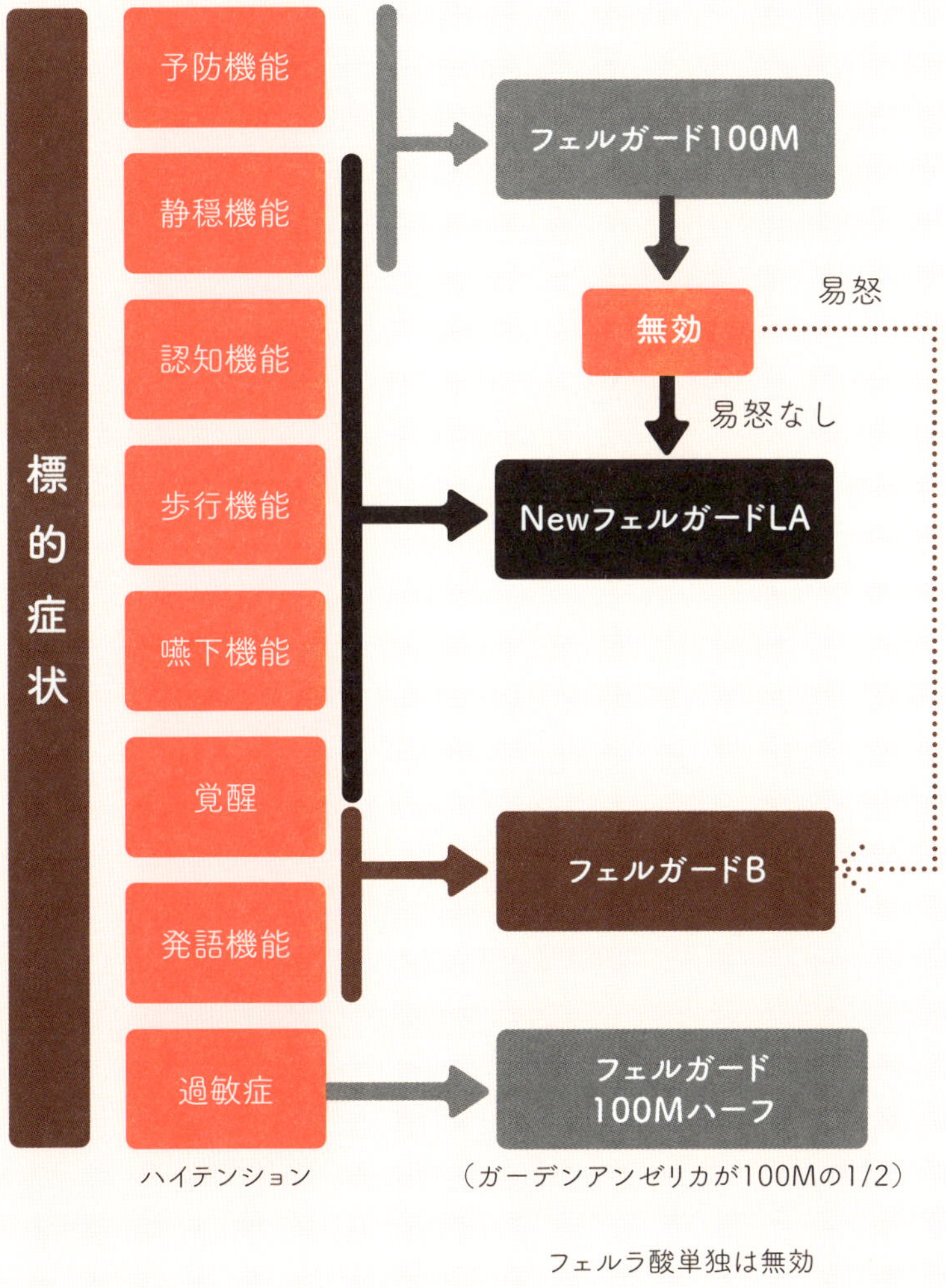

「赤ミミズエキス」と「カプサイシン」

◎血管を若返らせるサプリメント

「赤ミミズエキス」は、赤ミミズの内臓から発見された消化酵素*に、田七人参、ルチン、イカキトサンを配合したサプリメントです。血管の老化トラブルを改善するので、血圧を下げる、循環を良くするという作用があります。

循環が良くなることは、お年寄りにはさまざまな利点があります。たとえば神経系の痛みや、うつ状態も、それによって改善することが期待できるようです。

認知症の患者さんに対しては、脳血管性認知症の人にはもちろんですが、それ以外でも脳血流の増加はとても好ましいことです。

また、患者さんのほとんどは高齢者ですから、高血圧の改善や脳梗塞の予防が重要になることもあります。

そういうことから「コウノメソッド」でも取り上げられ、サプリメントとして推奨されています。

河野先生自身もすでに6年ほど飲用されていて、高血圧改善などの効果を実感されていると述べられています。

◎患者さんの飲み込みをサポートするサプリメント

カプサイシンは、トウガラシの辛味成分です。一般的には食欲増進、消化促進といった効用がありますが、これが、嚥下（飲み込む力）が悪くなった患者さんを助けてくれることも以前から知られていました。

最近になってカプサイシン成分がフィルム状やトローチ状になった健康食品が市販され、家庭でも簡単に使えるようになりました。

お年寄りが嚥下が悪くなると、誤嚥（気管支に入れてむせること）が多くなり、そこから細菌感染が広がって誤嚥性肺炎を起こしやすくなります。そこで胃瘻《いろう》*になる認知症の患者さんは多いのですが、そのようなときにカプサイシンをうまく活用するととりあえず水分や栄養は摂れ、服薬もうまくいきます。

食事や服薬の前にカプサイシンを舌の上にのせるだけで、衰えた嚥下反射が刺激を受け、むせずにスムーズに飲食することができます。効果が出る方は約7割です。

コラム

もう一言！

高齢者の誤嚥性肺炎には要注意

肺炎は若い人にとっては治る病気となりましたが、高齢者にとっては現在も命を落とす危険の高い、恐ろしい病気です。誤嚥（食事でむせること）は、その最も大きな原因となるので注意しなければなりません。肺炎で死亡する人の9割以上が75歳以上の高齢者で、そのほとんどが誤嚥性肺炎が原因なのです。また、肺炎によって死亡する高齢者の96％が誤嚥性肺炎による、というデータもあります。

認知症の患者さんが起こしやすい嚥下障害、たびたびむせるのを見かけるようなら放置しないで、できるだけ早く対処して解決しなければいけません（⇩156ページ）。

覚えておきたい！　重要用語

赤ミミズの内臓から発見された消化酵素

線溶系ルンブロキナーゼというタンパク質分解酵素。ミミズが漢方薬で使われていることにヒントを得て、宮崎医科大学名誉教授の美原恒博士が発見した。

胃瘻（いろう）

口から食べられなくなったときに、胃袋に孔を開けて直接、栄養や水分などを注入する仕組み。設置した胃瘻は、再び食べられるようになれば比較的簡単に外すことができる。

コウノメソッドは介護者が主役（家庭天秤法とは）

◎コウノメソッドは「テーラーメイド」の医療

「コウノメソッド」の基本を、3つあげたいと思います。

1つは、家族や介護者が困っている症状、心配な症状に注目して治す、ということです。

2つ目は、患者さんごとに細かく処方を変えるということです。

認知症の患者さんというのは、100人いれば100通りで、その人たちの困った症状を治すための薬も100通り。洋服屋さんで言えば「テーラーメイド」の医療が、認知症医療にはどうしても求められるのです。

そして3つ目は、薬の少量投与を行う、ということです。それも通常の用量から見れば極端なほどの少量投与です。

河野先生は、アリセプトなどの抗認知症薬*（ドネペジル）を規定どおりに処方する場合もまれにありますが、通常の3分の1、10分の1という微量のことも少なくありません。

河野先生は、自分が効果があると確信して選んだ向精神薬や睡眠薬も積極的に使いますが、通常の数十分の1という量です。錠剤は砕いて秤で計ってつくらなければなりません。薬剤師さんは大変ですが、それを厳しく求めるのが「コウノメソッド」です。

なぜこのように極端な少量投与を行うかというと、認知症の患者さんはみな高齢者で、しかも全身状態も決して良いわけではないので、とにかく副作用が怖いのです。「石橋を叩いて渡る」という古いことわざがありますが、河野先生の処方もそんな感じです。

薬の効果が現れて家族から「このお薬、よかったのでもう少し増やしてください」とお願いされると、河野先生は1回の量は増やさずに飲む回数を増やします。ものすごく慎重なのです。

◎家族（介護者）の情報がなければコウノメソッドは成立しない

この3点を徹底的に行っていくのは、医師にはなかなか大変なことです。いろいろな問題がありますが、なかでも難しいのは、一人ひとりの患者さんを十分に把握できない、ということです。

「コウノメソッド」は、

①介護者の困っている症状を理解し、
②その患者さんごとに適当な薬を考え、
③それぞれの薬の用量を決める、
という作業を行います。そのためには、患者さんの「いま現在の情報」が必要です。

そこで河野先生やコウノメソッド実践医の先生たちは、診察室で家族にいろいろと話を聞きます。しかし、とくに緊急でなければ外来は2週間に一度くらいですし、外来で家族から聞ける情報にも限度があります。

河野先生は、処方した薬の作用が知りたいのです。なぜなら、多すぎて副作用が出ていれば減らしたい、少なすぎて効果が現れていなければ増やしたいからです。

医師が患者さんの家まで行って、患者さんを観察しているわけにはいきません。

そこで、いつも患者さんのそばにいる家族（介護者）の出番というわけです。

◎家族・介護職員こそ、勉強が必要

河野先生は、こう考えました。

「患者さんが薬を飲んだあと、家族（介護者）が観察して、効きすぎているようなら次回

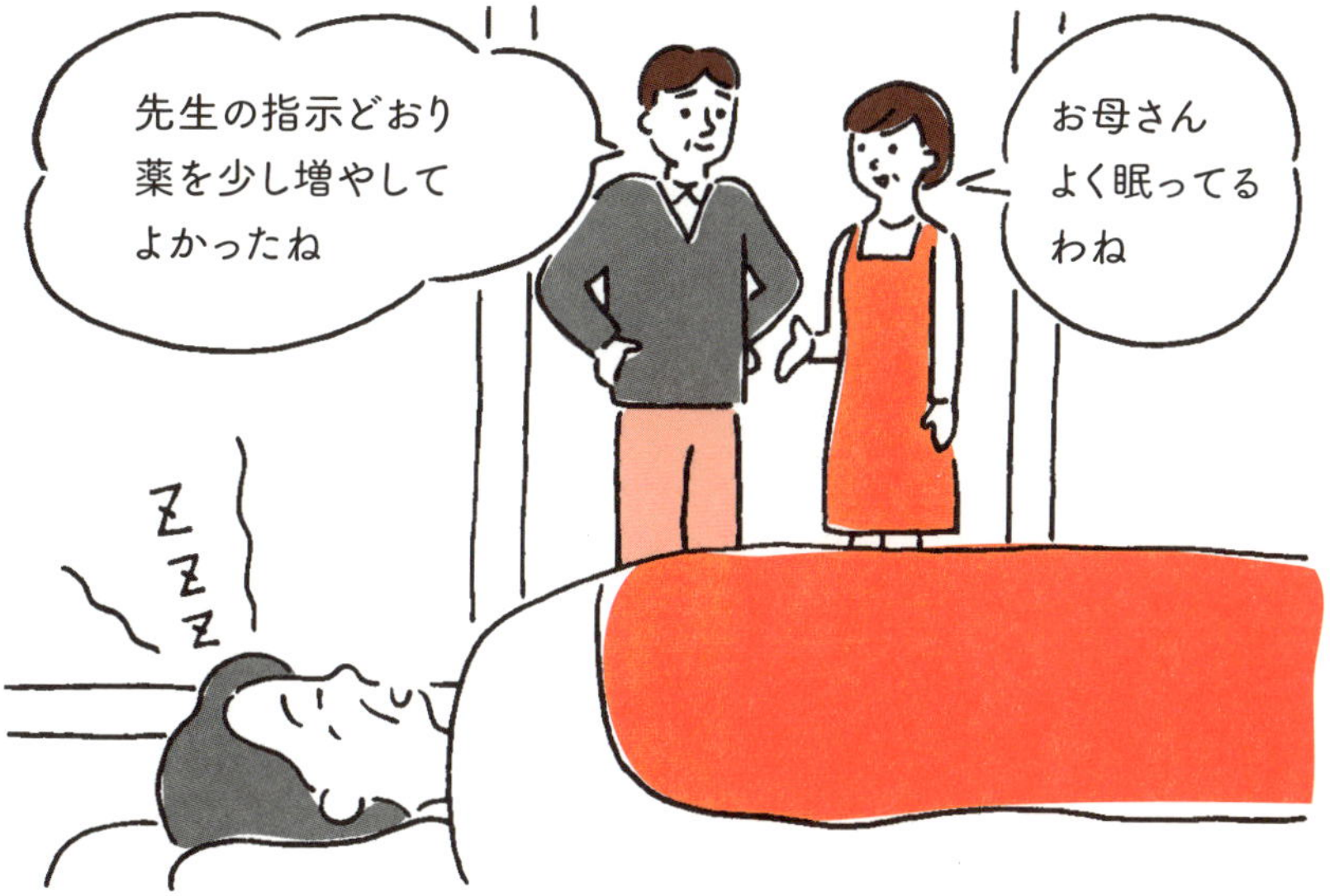
先生の指示どおり
薬を少し増やして
よかったね
お母さん
よく眠ってる
わね
Z
Z
Z

の服薬を少なくする、効いていないようなら増やすことができる、それが認知症の薬物療法の理想である」

これが「コウノメソッド」の重要な考え方、「家庭天秤法*」です。

「コウノメソッド」は河野先生の長年の経験によって、きわめて簡潔にマニュアル化された優れた処方術ですが、それはすべての患者さんに絶対ではありません。服用の仕方とか用量など、個々に微調整が必要です。

それを家族や介護者に医師の指示のもとでやってもらおう、というわけです。

つまり「コウノメソッド」は家族や介護者に、自分がもっと楽になるために勉強してください、患者さんが良くなる意欲を家族がもってください、と言っているのです。
もちろん、処方薬は医師の指示がなければ服用できませんから、医師は「このような場合は、このように飲み方を変える、用量を変える」という指示を家族や介護者に伝えます。家族や介護者は、その意味を理解して正しく実行できればよいのです。それは本書で述べている程度の認知症の知識と「コウノメソッド」の知識をもっていれば十分、というレベルです。

覚えておきたい！ 重要用語

抗認知症薬
認知症の中核症状を治す薬。世界で初めて登場したアリセプト（ドネペジル）のほかに、現在はレミニール（ガランタミン）、リバスタッチ（リバスチグミン）、メマリー（メマンチン）があり、いずれも増量規定が設けられている。

家庭天秤法
昔の医師や薬剤師は、患者さんの処方ごとに粉薬を秤にかけてはかって1回ずつの薬をつくっていた。それを家庭で行う、という意味の「家庭天秤法」である。

コラム

もう一言！

薬が多いのは、副作用に慎重である証拠

「河野先生は薬が多いから信用できないワ」

そんな風評が、介護職のなかから聞こえてくることがあります。しかしその発言は、「コウノメソッド」を知らない証拠です。介護の世界では、薬の副作用に対する警戒心が強くあります。だからこそ「コウノメソッド」なのですが、実際に河野先生を受診してみると、たくさんの種類の薬が出されたと言って落胆するのです。

その間違いは、薬の種類が多い理由を考えないからです。「コウノメソッド」が推奨する薬の量は、通常の何十分の一という程度です。その理由は、副作用が怖いからです。ただし少量すぎて効き目が十分に現れないかもしれないので、薬の種類が多くなるわけです。少量で多種類の薬は、副作用の危険を分散して目的の作用を確実に得たいからなのです。

家庭天秤法のやり方、その一例

◎薬の加減は医師の指示にしたがって家族が、の大原則

家庭天秤法を理解するうえで忘れてはならない大切なことが、「医師の指示のもとで看護師や家族（介護者）が行う」ということです。

施設の介護者の場合には、家族の了解を得ることが必要になるわけです。

さて、コウノメソッド実践医からは薬の加減をどのように指示されるのでしょうか。

河野先生は、図8のようなシートをつくって説明しています。

◎家庭天秤法は、このように行われる

たとえば、夜中に興奮して騒ぐので家族が困っているような患者さんには、グラマリール*という向精神薬が使われます。25㎎の錠剤を朝昼晩2錠ずつ、1日6錠までを限度とし

て服用する、と処方されたとしましょう。

的確な用量は、その患者さんが飲んでみなければわかりません。その減らし方が表に表されているのです。

上の段、最大量の朝昼晩2錠ずつを服用したとき、患者さんが昼間から眠ってしまった、歩かなくなったということなら、表の段を一つずつ落としてみます。

つまり、朝昼は1錠に減らすのです。

それでも多ければもう一段下げて、朝昼晩1錠ずつにする、というわけです。そして「ちょうどよい」というところがわかったら、その用量を「維持量」として、継続します。

ただし、維持量が決まったあとも、注意深く患者さんを観察して多すぎないか、足りないかを見ていくことが必要です。

◎必要な情報（勉強）は、さほど多くはない

このような加減を行うために、家族（介護者）は処方された薬のことをしっかり理解していることが必要です。

何を目的に使う薬なのか、効果が現れるとどうなるのか、効きすぎるとどのような副作

図8　DBCシート

氏名	病名：アルツハイマー型　レビー小体型　ピック病　脳血管性　混合型
年齢	脳血管障害　正常圧水頭症　硬膜下血腫（　　　　　　　　）

評価日　H　　年　　月　　日　　H　　年　　月　　日

A　陽性症状　　（合計　　点）　　（合計　　点）

番号	陽性症状項目	投薬前	投薬後
1	いらだち、怒り、大声、暴力	0　1　2　3	0　1　2　3
2	介護抵抗、入浴拒否	0　1　2　3	0　1　2　3
3	帰宅願望、外出企図	0　1　2　3	0　1　2　3
4	不眠	0　1　2　3	0　1　2　3
5	徘徊（一日中、日中、夜間）	0　1　2　3	0　1　2　3
6	自己顕示、家族呼び出し頻回	0　1　2　3	0　1　2　3
7	あせり	0　1　2　3	0　1　2　3
8	妄想、幻覚、独語	0　1　2　3	0　1　2　3
9	神経質	0　1　2　3	0　1　2　3
10	盗み、盗食、大食、異食	0　1　2　3	0　1　2　3

B　陰性症状　　（合計　　点）　　（合計　　点）

番号	陰性症状項目	投薬前	投薬後
1	食欲低下	0　1　2　3	0　1　2　3
2	あまり動かない（活力低下）	0　1　2　3	0　1　2　3
3	昼寝、傾眠、発語低下、無表情	0　1　2　3	0　1　2　3
4	うつ状態（否定的発言、自殺願望）	0　1　2　3	0　1　2　3
5	無関心（リハビリ不参加）	0　1　2　3	0　1　2　3

C　体幹バランス　　（合計　　点）　　（合計　　点）

番号	体幹バランス項目	投薬前	投薬後
1	体幹傾斜	0　1　2　3	0　1　2　3
2	易転倒性	0　1　2　3	0　1　2　3
3	小刻み歩行	0　1　2　3	0　1　2　3
4	嚥下不良、むせる	0　1　2　3	0　1　2　3
5	突進か振戦（パーキンソン病）	0　1　2　3	0　1　2　3

0：見たことなし　1：たまに　2：ときどき　3：しょっちゅう
（程度が強い場合は、頻度のスコアを1段階アップする）

●評価法　Aスコア低下：患者が穏やかになった
Bスコア上昇：抑制系薬剤が強すぎる。元気になるまでウォッシュアウト（完全に休むこと）しましょう
Cスコア上昇：抑制系薬剤が強すぎる。元気になるまでウォッシュアウトしましょう

●抑制系薬剤：グラマリール、抑肝散、セロクエル、ウインタミン、セレネース、リスパダールなど

用が出るのか。
それを医師からしっかり聞いて、薬の加減の判断の目安にします。しかし難しくはありません。興奮系か抑制系かの区別だけわかっていればいいのです。

覚えておきたい！重要用語

グラマリール
コウノメソッドで、興奮をおさえる抑制系の薬として使われるマイルドな向精神薬。ただし患者さんがアリセプトなどの抗認知症薬を服用している場合には、それを中止して様子を見ることが先決とされる。

症　例

「家族天秤法」の大切さを思い知らされた

ピック病、薬の効きすぎから奇跡の生還

◎強い母親の「おかしな行動」が始まった

山下美佐子さん（仮名・60代）は、若いころから介護ヘルパーとして活躍してきました。家庭生活でも、同居していた義父やご主人の介護を一人で行ってきました。

山下さんはいつも前向きで、何事に対しても積極的に行動する人です。子どもたちは、「お母さんの弱い姿は見たことがない」と言います。体格も大きく、力には自信があり、精力的に仕事をこなしてきたのです。

その山下さんの行動が少しおかしいのではないかと、最近になって家族が心配するようになりました。浪費癖がひどくなり、数百万円もするバッグを購入したり高額な旅行をく

り返すようになりました。また、毎朝必ず4時に起きて庭の草取りと掃除を徹底的に行ったり、明け方から孫の部屋に入って勝手に洗濯物を探しだし、ドライクリーニングしかできない洋服を洗濯機で水洗いしてダメにしてしまったり、ということもありました。

また「墓参りに行く」と言って、クルマで30分以上かかる墓地まで頻繁に通うようになりました。家族が交通事故を心配して自転車を取り上げてしまいましたが、すると今度は娘の自転車に乗って墓参りに行ってしまいます。ただし、迷子になることはなく、家には必ず戻ってくるのだそうです。

その後、墓参りへの道中で自転車で転倒して、腕を骨折してしまいました。ところが、ギプスをしてもらっても自分で外してしまいます。そのつど、骨折をしている事を忘れているのか「腕が痛いから病院へ行く」と言ってくり返し受診しました。

こうして心配した家族に連れられて、大きな病院の「もの忘れ外来」で診てもらうことになったのです。

◎専門医を受診しても症状はエスカレート

専門医の診断は前頭側頭葉変性症のなかの「意味性認知症」でした。言葉の意味がわか

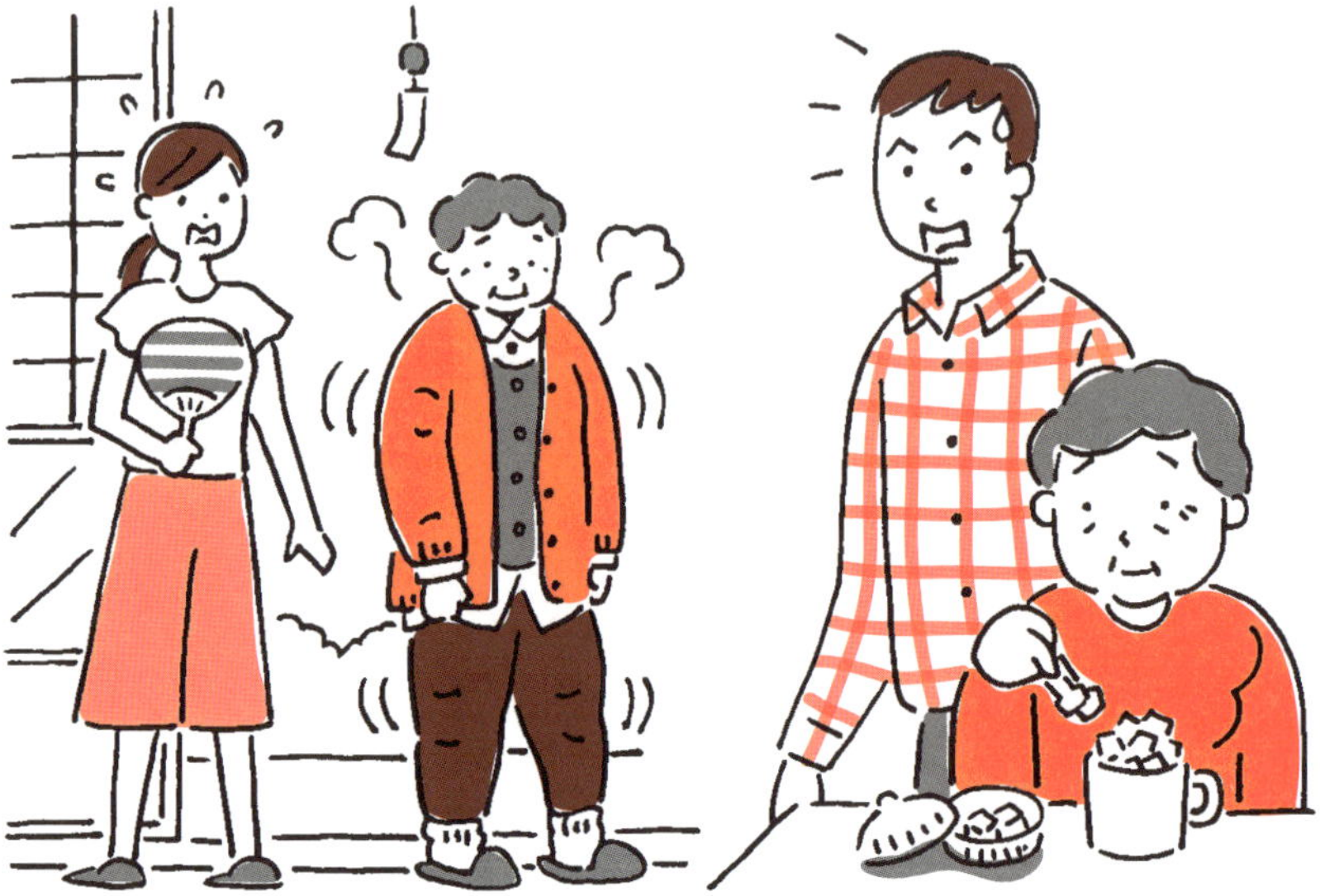

らなくなる認知症です。すぐにケアマネジャーが担当につき、デイサービスに通うようになりました。
それでも、山下さんの奇行はエスカレートしていきました。お茶に消臭剤を入れてしまう、コーヒーに角砂糖を数十個も入れてしまう、飼い犬の散歩を1日に何十回も行うので犬はストレスで毛が抜け落ちてしまった、真夏の暑いさなかでも何枚も重ね着をしているなど、考えられないことばかりなのです。
専門医からは「在宅や施設での介護は難しいでしょう。精神科入院も視野に入れておかなければいけません」と言われていました。家族は24時間体制で見守り介護を行っていたのですが、とてもではないがこの状態を続けることは困難と判断して、施設への入所を決断しました。

◎薬が効きすぎてぐったり……

施設に入所したあとも、さまざまな症状が治まることはありません。そこで家族と相談して河野先生の「名古屋フォレストクリニック」を受診しました。

河野先生は興奮を抑える向精神薬、朝2錠、昼2錠、夕2錠を処方しました。そして「ただし、これを飲ませて効き過ぎていたらすぐに減薬するか、わからなければ相談してください」と指示されました。コウノメソッドの「家庭天秤法」です。施設にいるので、いつも山下さんをみている施設の介護職員が服薬後の様子を観察して、家族と相談して用量の調整をすべきだったのです。

ところが、それができませんでした。河野先生の指示はまったく意味なかったのです。介護職員は、医師（河野先生）が1日6錠を処方したのだから、その通り飲ませると、刷り込まれてしまっているのでしょう。もちろん、「コウノメソッド」も知りません。

あれだけ元気で暴れていた山下さんは日を追うごとに活気がなくなり、表情もなくなって、歩けばふらつくようになりました。入浴をする気力もなくなり、皮膚の状態が悪化していきました。

その状況を見た家族が不安になって、施設を変えることにしたのです。

こうして山下さんは当社の施設に入ることになりました。そのときには会話すらできず、顔は能面のようでした。

◎薬の適量を見定め維持すると急速に回復

当施設に来所してすぐに、もう一度河野先生の診察を受けました。そして、いったん薬の服用をやめることになりました。

薬をやめると、山下さんは少しずつ動けるようになり、活動的になりました。そして1週間ほど経過したころに少し興奮が見られるようになったので、先生の指示のもとで向精神薬を再開しました（朝2錠、昼中止、夕2錠）。そして家族と相談して「米ぬか脳活性食」の飲用も始めたのです（朝2包、昼2包、夕2包）。

それからさらに1週間ほど経過すると山下さんはとても穏やかになり、笑顔を見せてくれるようになりました。向精神薬は、朝1錠、昼1錠、夕1錠に減量することができました。

陽性症状（⇩70ページ）が強いため認知症の薬は服用していませんが、入所直後はできなかった会話が少しずつできるようになってきています。お母さん思いの家族からは「以前の母に戻ってきました」と、歓びの感想をいただきました。

いかに「コウノメソッド」が患者さんの周辺症状を抑える処方をもっているとしても、それを実際の患者さんに活かしていくためには、家族や介護者の「目」が欠かせません。認知症の利用者を受け入れる施設では、介護職員が「コウノメソッド」をしっかり身に付けておき、「家族天秤法」をサポートしてあげられることが重要なのです。

リバスタッチ・パッチは切って貼って

◎抗認知症薬の増量規定に抵抗するために

アリセプトを通常量で服用すると患者さんが興奮してしまうので、少量投与をしてほしい、しかしコウノメソッド実践医にはかかれない、あるいは実践医からも「少量投与はできない」と断られた場合には、同じ作用のリバスタッチ・パッチを出してもらう、という方法もあります。

リバスタッチ・パッチは肌に貼る抗認知症薬で、医師の許可を得れば家族が切って貼る（つまり少量投与する）ことができます（図9）。これは「抗認知症薬の増量規定によって症状を悪化させたくない」という家族の抵抗法です。

医師は、いかに「コウノメソッド」に賛同して、その実践医になったとしても、規定外の少量投与ができないことも少なくありません。

図9　リバスタッチの切り方

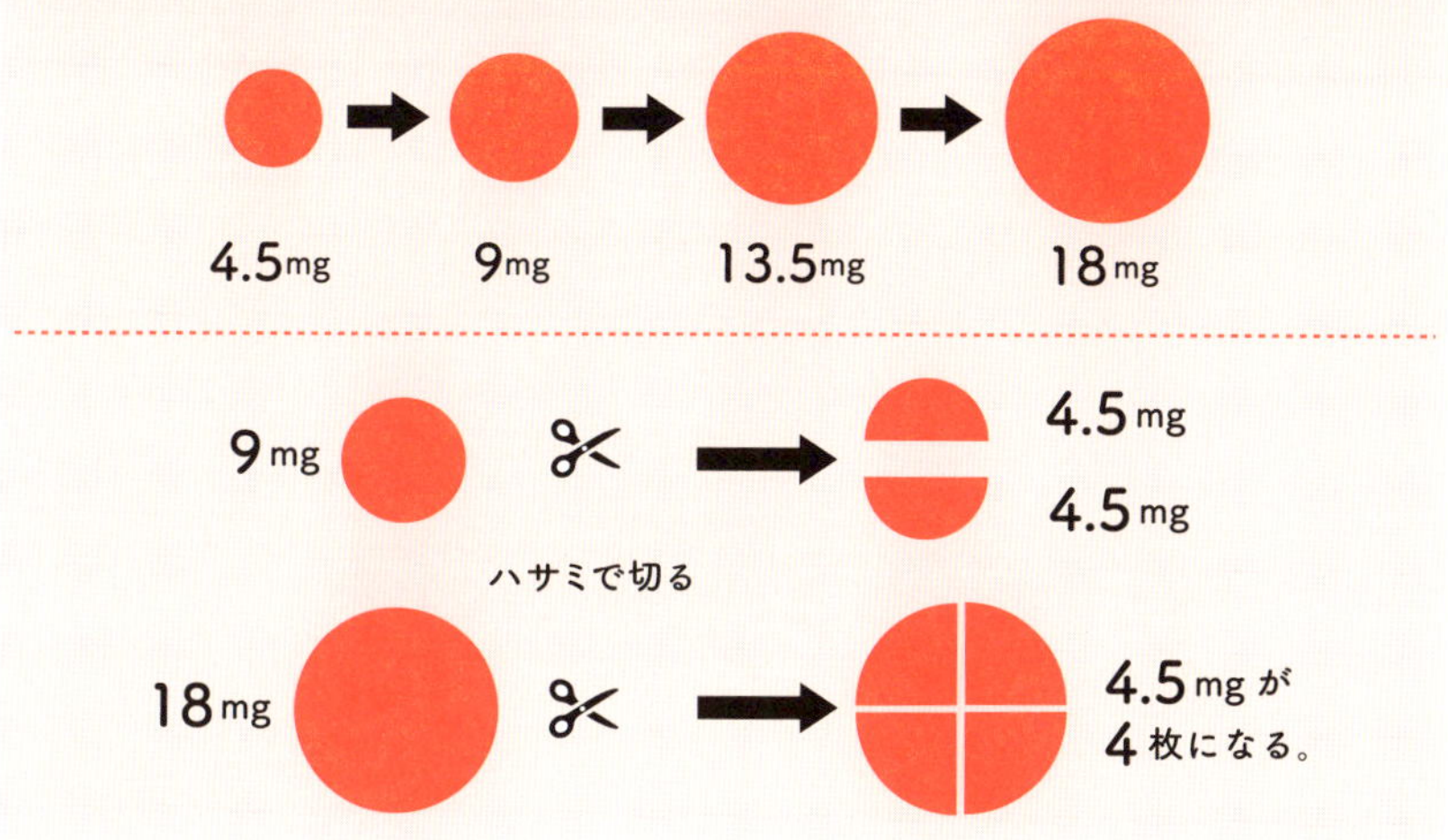

なぜなら、少量投与は効果がないとされているので保険薬として通らず、その分は医師の自腹となってしまう可能性もあるからです。実際、河野先生はたくさんの違反金を取られています。

◎赤ちゃんやペットの口に入らないように要注意

リバスタッチ・パッチを家庭で切って患者さんの肌に貼ることは、難しいことではありません。しかし、気づかない「危険」もひそんでいます。

赤ちゃんがいる家庭では、リバスタッチ・パッチの切れ端があたりに落ちていないように、細心の注意が必要です。もしも口に入れてしまうと大変なことになります。ペットも同様です。
　また、リバスタッチ・パッチの一般的な注意としては、肌をいためやすいので貼る場所は毎回変えるようにしましょう。足底に貼ってもはがれません。

書籍紹介

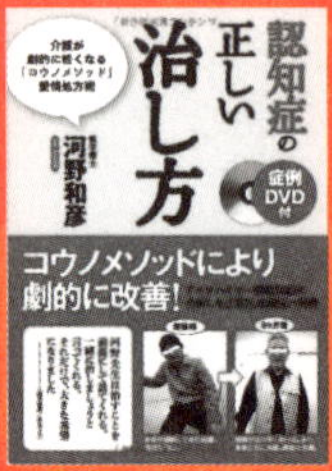

『症例DVD付　認知症の正しい治し方』河野和彦著／現代書林

第4章

症状から見分ける認知症の種類

もの忘れ、判断力低下などの認知機能低下

アルツハイマー型認知症は、認知症のなかでもいちばん多いと言われています。とくに女性に多いことが知られています。

代表的な症状は「もの忘れ」です。中高年ともなれば誰にでも、もの忘れやド忘れは増えてきます。アルツハイマー型認知症でも最初は同じように単純なもの忘れから始まりますが、少しずつ「明らかにおかしい」と気づくようになります。

それは、体験や行動そのものまで忘れてしまうようになるからです。

たとえば、夕べの晩御飯のおかずを思いだせない、というのはよくあることです。それでも「ハンバーグだよ」と教えてもらえば「ああ、そうか」と思いだすのが普通ですが、アルツハイマー型認知症の記憶障害が進むと、答えを聞いても「そうだったかな」と記憶を呼び戻すことができなくなります。やがて、食事をしたことも忘れてしまいます。

判断力も低下します。料理では、調味料の加減や食材の選択が的確に行えなくなり、さ

らに進めば手順もわからなくなります。

また、今日が何日何曜日なのかがわからない、アナログの時計が読めない、ということが起こってきます。これは「見当識の障害」です。

これらはすべてアルツハイマー型認知症の中核症状で、まとめて「認知機能の低下」と呼ばれます。

この中核症状に付随して、アルツハイマー型認知症の周辺症状で代表的なものは、徘徊して迷子になったり、もの盗られ妄想、嫉妬妄想などが起こります。介護拒否を起こす患者さんも少なくありません。

ほがらかでいつもニコニコして機嫌のいい患者さんも多く、周囲がうまく話を合わせていれば介護も問題ないというケースも少なくありません。

イライラ、暴言・暴力などが多い

本人も気づかないような小さな脳梗塞がたくさんあると、脳血管性認知症を起こしてきます。また、脳卒中の後遺症として現れることもあります。

一般的にはアルツハイマー型認知症についで多い認知症とされていますが、河野先生など認知症の外来を行っている医師はレビー小体型認知症のほうが多いという印象をもっているようです。女性よりも男性にやや多い認知症です。

脳血管性認知症の特徴の一つは、「まだら認知症」です。これは、もの忘れはひどいけれども判断力はけっこうしっかりしている、午前中はしっかりしているけれども夕方以降は認知機能が悪くなる、というように症状がまだらに起こることです。

また、「感情失禁」と呼ばれる症状も特徴的です。ちょっとしたことで激昂して怒りだしたり、急に泣きだしたり、うつ状態になって無表情になってしまったりします。

ちょっと見た目にはとても認知症とは思えないような紳士が、着替えができない、お箸が使えない、会話をしていてもこちらの言うことを聞いていない、というようなこともあります。早期の段階では、自分が脳血管性認知症であることを理解していることが多いことも特徴です。

いずれの症状も病気によって起こっているのですが、周囲にはそれがわからず、まともな対応をして患者さんのイライラや不安感をよけいに増幅させてしまうことが少なくありません。

脳血管性認知症は、生活習慣病の延長線上にある「脳血管の病気」から起こっている症状の一つです。おおもとの病気のケアが重要であることはいうまでもありません。

まじめで誠実な人がなりやすい

レビー小体型認知症は、最近ふえていると言われています。その理由は、河野先生ら認知症外来のベテランたちは「ようやくレビーの診断ができるようになったからだろう」と考えています。ごく最近まで医師のあいだでもほとんど知られていなかった病気で、アルツハイマーと間違えて診断されていたからです。そういう患者さんはいまも多く、じつはレビーはアルツハイマーの次に多いのではないかと、河野先生たちは考えています。

女性よりも男性に多く、患者さんは若いころから生真面目で誠実だった、ということが少なくありません。

レビー小体型認知症のいちばんの特徴は、早期の段階から幻視が現れることです。「テーブルの上をたくさんの虫が歩いている」「今朝から知らない子どもが遊びに来ている」「さっき（以前に亡くなっている）お母さんが私の部屋にいた」などです。もの忘れなどの認知機能は保たれていることも多いので、家族は驚いてしまいます。

また、パーキンソン症状（パーキンソニズム）が現れるのもレビーの大きな特徴です。パーキンソン症状というのは、動作が遅くなる、手がふるえる、歩行がおぼつかなくなる（歩幅が狭くちょこちょこと歩く）、表情がとぼしくなる、といった症状です。これらはパーキンソン病の患者さんに起こる症状で、それと同じような症状がレビーの患者さんにも起こってきます。しかし、パーキンソン病とは違う病気であることは覚えておかなければいけません。

レビー小体型認知症の患者さんは、薬剤過敏症があることが少なくありません。弱い総合風邪薬を飲んで、昏睡したように眠りつづけたりします。アリセプトを規定用量で服用すると、パーキンソン症状がひどくなって大変なことになります。

一日のなかでも症状の出方がめまぐるしく変化することがあります。それまでは普通だったのに、夕方急に騒ぎだしたり幻視が出たりします。

笑わなくなり、うつ状態になっていく患者さんも多いです。うつ病になったのかと思われますが、これもうつ病とは違う病気です。原則的に抗うつ剤などは使われません。

社会常識がなくなって子どものようになる

前頭側頭葉変性症には、さまざまなものがあります。そのなかでも比較的よく見られるものの一つがピック病です。若い人にも多く、介護に困難をきたす認知症の一つです。人間らしい社会的なふるまいをコントロールしている前頭葉という脳に障害を起こすので、その場の常識とか他人への思いやりといったものが欠けてきて、自分の思うがままの状態になっていきます。気に食わないと思うことが多くなり、それにガマンがならず、いつも怒っていたりします。その結果なのか、いつも偉そうな態度をしています。河野先生は「診察室で脚を組んだらピックを疑う」と言っています。

怒り方はふつうではなく、相手を殴る蹴る、物を投げてガラスを割る、大声で怒鳴り散らす、といったようなことが起こってきます。また、欲求をおさえられず、万引きや痴漢などの反社会的な行為もしてしまうことがあります。しかしこれも、病気なのです。

ピック病の患者さんの特徴は、「常同行動」と呼ばれる行動です。ひたすら手を洗う、いつも手を叩く、朝起きたら必ず外に出て同じコースを歩く、お昼の時間は12時半ちょうどでないといけない、決まった時間に居酒屋に行く、などです。施設などでは、食事の席なども絶対に同じでなければいけません。また、甘いものやファストフードが好きになる傾向があって、チョコレートやドーナツなどいくらでも食べ続けます。

そして、こうした行動を止められたり思い通りにできなかったりすると、とたんにスイッチが入ったように大変な剣幕で怒ります（スイッチ易怒）。

「じっとしていられない」というのもピック病の特徴です。「もの忘れ外来」の待合室で歩き回ったり、外に出て歩き回るというのもそのためです。すぐに外出をしてマナーの悪い人を怒鳴り散らしたりしますが、アルツハイマーなどのように迷子になることはなく、きちんと帰ってくることが多いです。

言葉が出ない、物や事柄の名前がわからない

前頭側頭葉変性症に分類される認知症のなかには、ピック病のほかに「意味性認知症」と呼ばれるタイプもあります。

もともとは前頭側頭葉変性症のなかに含めて考えられていましたが、最近になって原発性進行性失語に分類されるようになりました。

意味性認知症は、たとえばピック病のように「我が道をゆく」言動も行動もなく、穏やかな感じでふつうに見えても、会話をしてみるとまったくかみ合わない、ということからわかることがあります。

言葉の単語の意味そのものがわからなくなってしまうからです。

進行すると、少しずつピック病と同じように常同行動や脱抑制行動も起こってきます。

河野先生はピック病と意味性認知症を区別するときに、「左手で右の肩を叩いてください」と患者さんにたずねます。ピック病の患者さんはそれができますが（少なくとも理解

できますが）、意味性認知症の患者さんは「右手」や「左手」の意味がわからないので、何がなんだかわかりません。

もの忘れなどの認知機能は悪くなっていないこともありますが、長谷川式テストの質問はすべて意味がわからないので7～3点になってしまうこともあります。

あるいは、誰でも知っている故事・ことわざでテストします。「弘法も筆の…何？」「サルも木から…？」などと、その先をうながしますが、意味性認知症であればなんのことやらわかりません。

これら語義失語は前頭側頭葉変性症の特徴で、介護者が苦労する認知症の一つです。

認知症のタイプ、混合型や変化型もある

◎認知症のタイプは合併することも

認知症はとても複雑な病気で、ここまでにあげた①アルツハイマー型認知症、②脳血管性認知症、③レビー小体型認知症、④前頭側頭型認知症の4つのタイプが混合していることもあります。これは「混合型認知症」と呼ばれます。

とくに脳血管性認知症はほかの認知症と合併することが多く、なかでもアルツハイマー型認知症との合併はよく見られる混合型認知症の一つです。

脳血管性認知症がほかの認知症と合併していると、暴言・暴力やせん妄など、非常に激しい症状が現れることが多く、介護が困難になることが少なくありません。

「コウノメソッド」では、レビー小体型認知症との合併を「レビーミックス」、ピック病との合併を「ピックミックス」と名付けて、アルツハイマー型認知症との合併と区別して処方を考えています。

また、レビー小体型認知症とピック病が合併した「レビーピック複合型認知症（ＬＰＣ）」もよく見られると河野先生は指摘しています。ちなみに、これは河野先生が発案した臨床上の分類です。

◎認知症のタイプは移行することも

また、認知症のタイプは治療を継続しているあいだに変化していくことも珍しいことではありません。

「コウノメソッド」では、意味性認知症はピック病に、アルツハイマー型認知症はレビー小体型認知症に、レビー小体型認知症はレビーピック複合型認知症（ＬＰＣ）に移行していくことが多いと指摘しています。

したがって認知症を診る医師には、あまり病気自体の診断にこだわる必要はなく、いま現れている症状を重視して改善することを考えることが大切と教えています。

図10　よく起こる誤診と薬の副作用一覧

本当の病気	誤診内容	投薬した薬	副作用
アルツハイマー型認知症	不安を訴える患者を不安神経症と診断	抗不安薬	認知機能悪化
ピック病	アルツハイマー型認知症と診断	アリセプト	易怒・暴力・徘徊
ピック病	しゃべらなくなったので「うつ病」と診断	抗うつ薬	歩行障害・姿勢異常
レビー小体型認知症	アルツハイマー型認知症と診断	過剰なアリセプト	歩行障害・嚥下障害・幻視・寝たきり
レビー小体型認知症	パーキンソン病と診断	過剰なパーキンソン薬	歩行障害・嚥下障害・幻視・寝たきり
脳血管性認知症	無気力な状態を「うつ病」と診断	過剰な抗うつ薬	歩行障害・嚥下障害・寝たきり
パーキンソン病とアルツハイマー病の合併	症状が出現をパーキンソン病が進行診断	抗パーキンソン薬を増量	アルツハイマー病が悪化、元に戻らなくなってしまった

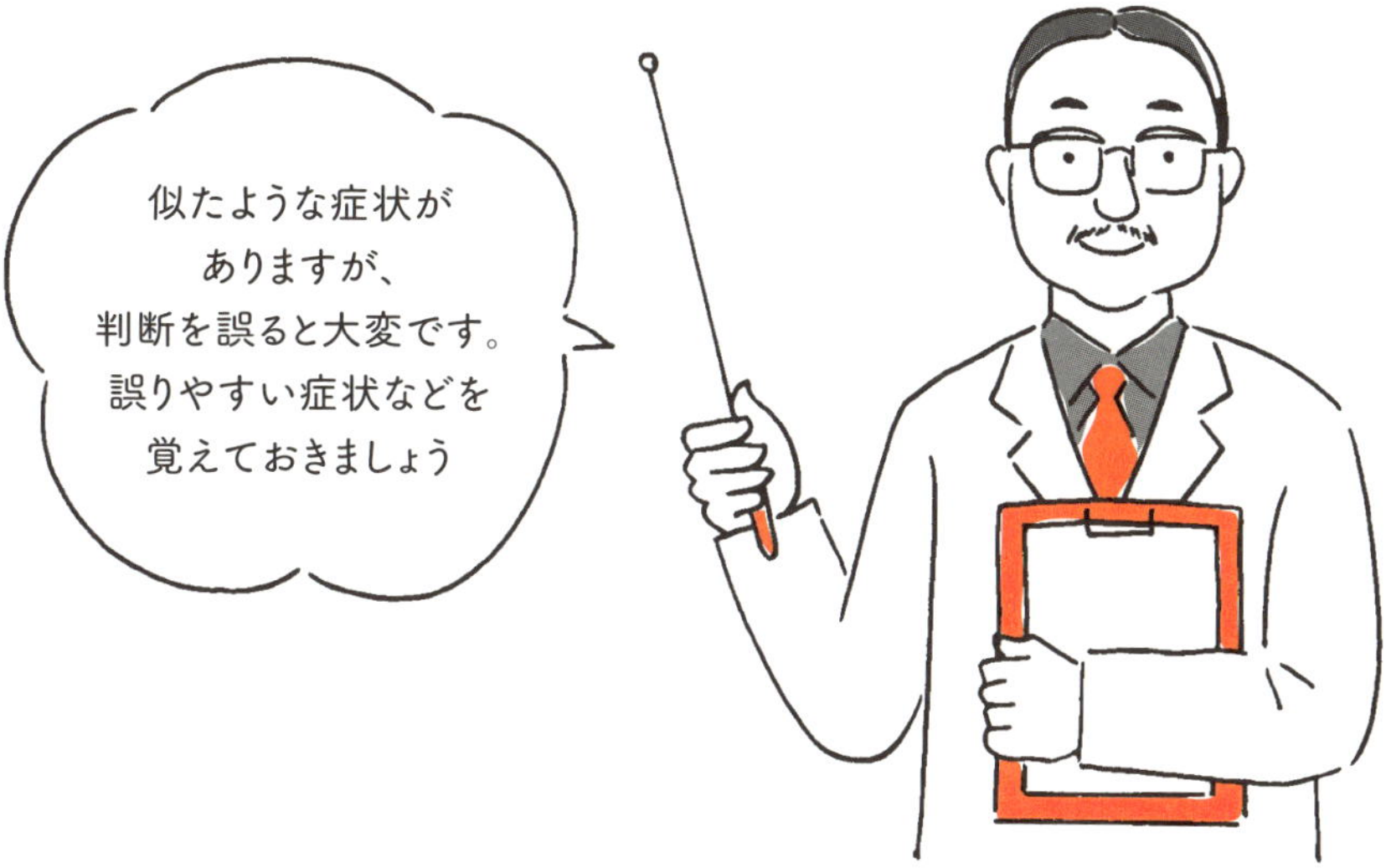
似たような症状が
ありますが、
判断を誤ると大変です。
誤りやすい症状などを
覚えておきましょう

図11　危険な中枢神経系専門医の誤診

専門医	正診	誤　診	誤処方	結　果
精神科	レビー小体型認知症	うつ病	抗うつ薬（三環系、四環系）	認知機能・ADL・意識レベル・食欲の低下（要介護度上昇）
神経内科医		パーキンソン病	過量のパーキンソン治療薬（L　ドーパ）	妄想・幻視の出現 食事不能・せん妄（緊急入院）
		アルツハイマー型認知症	アリセプト 5～10mg	歩行不能・食欲低下（死亡）

患者さんを見れば、医師でなくても「誤診」がわかる

◎徘徊——戻ってくるのはピック、迷子になるのはアルツハイマー

徘徊は、認知症の患者さんによくある周辺症状です。

家の近所を歩き回っているうちに迷子になって、家に帰れなくなります。地域の人などの協力でなんとか帰ってこられても、翌日また徘徊してしまうのです。家族は、ほかの人にも迷惑がかかるし、事故の原因にもなるので、とても困ります。

なぜ患者さんは徘徊するのでしょうか。私たちから見れば、目的はないように見えますが、患者さんたちにとってはなんらかの理由があるのでしょう。ゆっくり見守ることができれば、一緒についていくことでトラブルは回避できますが、昼間独居しているようなケースではデイサービスなどを利用する必要があります。

このように迷子になって帰れなくなるのは、アルツハイマーの患者さんです。ピック病の患者さんも徘徊しますが、これはきちんと家に帰って来ますから、目的をもって散歩し

ているようにも見えます。

毎朝、まだ真っ暗なうちに起きだして決まりきったコースを徘徊（散歩？）して帰ってくるのは、おそらくピック病です。アルツハイマーの患者さんは、日中か遅くても夕方から出掛けます。ただし、進行すると恐ろしいほどの距離を移動し、見つけられなくなるのはピック病です。

◎大きな音が苦手、浪費、注意魔の人はピック病

ピック病はアルツハイマー型認知症と「誤診」されて、アリセプトなどの抗認知症薬を処方されて、さらに症状を悪化させていることが少なくありません。アリセプトなどの抗認知症薬を飲んでいる人で次のような様子が見られたら、ピック病の疑いが濃いのでセカンドオピニオンをもらうようにしましょう。

たとえば、施設などで何かが倒れて「ガッターン」と大きな音がすると、とても嫌がる利用者がいます。イベントで生演奏の音楽が始まると、「うるさい」と言って不機嫌になります。利用者のタンバリンの音でケンカになったりします。ピックの人は大きな音が苦手なのです。

またお金持ちの人なら、とんでもない高額の壺をいくつも購入したり、パチンコに何百万円もつぎ込んだりと、限度のない浪費をします。これもピックの疑いです。

施設内で同じ利用者に小言ばかり言う人も、ピックかもしれません。老老介護*や認認介護*で自宅がゴミ屋敷になっていて、施設にやってくるような人も、アルツハイマーではなくピックの可能性があります。

そのほかのピック病の特徴（⇩104ページ）も考えて、当てはまるようなら早めに対処する必要があります。

◎クルマの運転で、どんなトラブル？

最近は高齢者の運転ミスによる交通事故がふえています。認知症と診断されている場合には、いかに症状が軽くても運転はさせないように徹底しなければいけません。

最近ふえている高速道路の逆走というのは、サービスエリアの出口と入口を間違えるパターンが多いようですが、意外と非認知症でも起こします。

信号無視で事故を起こしてしまうのは、ピック病と意味性認知症の可能性があります。赤信号の意味がわからないのです。年齢が若く、もの忘れや判断力の低下などもないことがあるので、気づかれないことも少なくありません。注意が必要です。

意味性認知症と同じグループのピック病の患者さんも、物忘れや判断力の低下がほとんどない場合があります。また若い人が多く、身体機能もしっかりしています。このため免許の更新も難なくできるのですが、自分勝手な運転をしてしまって事故を起こす、事故を起こしてもそのまま走り去ってしまう、ということがあります。

これに対してレビーの患者さんは、「自分は認知症のレビーという病気である」ということがわかっていることが多いので、運転をしようとは考えないかもしれません。そもそもパーキンソン症状があって、運転自体ができないこともあります。

覚えておきたい！　重要用語

● 老老介護
認知症などの病気をもつ高齢者の介護を、配偶者であるやはり高齢者が行っていること。核家族化によって多くなっている。

● 認認介護
認知症の配偶者を老老介護でみている高齢者が、やはり認知症をもっているという状態。老老介護で認知症の人を見ているうちに、自分も認知症が進むケースも多いと言われる。

図12　症状からの早見表

症　　状	病　　名
うつのような症状	脳血管性認知症・レビー小体型認知症
食事をしたことを忘れてしまう 料理の手順を忘れる アナログの時計が読めない 曜日がわからない 徘徊して戻ってこなくなる 妄想（物を盗まれたという） 妄想（極度な嫉妬をする）	アルツハイマー型認知症
もの忘れは多いが判断力はある 午前中はしっかりしているが夜は認知機能が低下 ちょっとしたことで激昂する いきなり泣き出す 無表情になる 着替えができなくなる 箸が使えなくなる	脳血管性認知症
目の前にないものが見える（幻視） 動作が遅くなる 手が震える 歩幅が狭くちょこちょこと歩く 風邪薬を飲んだら昏睡したように眠る	レビー小体型認知症
診察室で脚を組む 激しく怒る （相手を殴る・蹴る、ものを投げて窓ガラスを割る、大声で怒鳴る） 反社会的行為をする（万引き、痴漢など） ひたすら手を洗う いつも手を叩く 散歩は絶対同じ時間に同じコース 徘徊するが戻ってこられる 座る席は同じでなければならない じっとしていられない 自分の行動を止められると激昂する	前頭側頭葉変性症 （ピック病） （意味性認知症）
会話がかみ合わなくなる 言葉が出てこなくなる 左手と右手の区別がつかなくなる	前頭側頭葉変性症 （意味性認知症）

よくある合併症	
脳血管性認知症+アルツハイマー型認知症	脳血管性認知症+レビー小体型認知症
脳血管性認知症+ピック病	レビー小体型認知症症状+ピック病症状（レビーピック複合型認知症*）
移行するパターン	
意味性認知症→ピック病	アルツハイマー型認知症→レビー小体型認知症
レビー小体型認知症→レビーピック複合型認知症	※実際の病理基盤はレビー小体型認知症単独、ピック病単独、または進行性核上性麻痺、皮質基底核変性症である。

コラム　もう一言！

ピック病は「赤ちゃんがえり」の病気

人間は、生まれてから1歳2歳、10歳、15歳と成長する段階で理性を獲得し、いろいろな社会性を身に付けていきます。それは前頭葉の発達にともなって「大人になっていく」からです。ピック病は、その前頭葉がやられてしまう病気です。ですから、患者さんを見ていると、病気が進むにつれてどんどん赤ちゃんに戻っていくように見えます。

同じことをくり返し行う、なんでも口に入れる、甘いものが好き、好きなものはいくらでも食べてしまう、欲しいものはすぐに手に取る、といった具合です。

脳の病気と理解して温かく接し、対処してあげたいものです。

薬の作用を見れば、診断が正しいかどうかがわかる

◎処方された薬を服用したあとの患者さんの変化に注目！

アリセプトなどの抗認知症薬には興奮させる作用もあるので、ハイテンション*の患者さんが飲むと、さらに暴言・暴力などの周辺症状（陽性症状）が悪化して家族や介護者を困らせる、ということが起こってきます。

とくに、ピック病やレビー小体型認知症の患者さんはひどいことになるので問題になっている、ということはすでに述べてきました。

周辺症状がひどく、とても家庭生活や施設での生活が難しいという患者さんは、もしかしたらアリセプトなどの抗認知症薬の副作用のせいでそうなっているのかもしれません。その場合には、薬を中止すれば劇的に改善します。

そのようなトラブルは、家族や介護者が薬を服用した利用者の様子をよく観察していれば、早期発見できます。そして医師に相談して、薬を減らしたり中止したりできるのです。

家族・介護者の役割は大きいのです。

◎アリセプトを飲んだら、どうなった？

アリセプトなどの抗認知症薬を服用しても目立った変化はなかった、気分が良さそうにしている、体調が良い、という場合には、その患者さんはアルツハイマー病という診断で合っていた、ということです。

抗認知症薬を服用したら急に怒りんぼになった、イライラして怒鳴り散らす、殴られた、いままでの○○さんとは別人のようだ、などという場合は、その患者さんはピック病なのかもしれません。あるいは、アルツハイマー病の患者さんのなかにもハイテンションで怒りやすい症状を表す人もいます。その場合にも、薬が火に油を注ぐことにつながることもあります。

逆に、服用後は急に元気がなくなってしゃべらなくなった、うつ状態になった、歩行がおぼつかなくなった、幻視が始まった、というような場合には、間違いなくレビーです。いずれも、できるだけ早く医師と相談して服薬を中止したほうがよいと思われます。

◎抗うつ薬を服用したら、さらに元気がなくなった

とくにレビーの患者さんに多いのですが、パーキンソン症状の進行とともに、元気がなくなってしゃべらなくなり、笑顔も消えていくことがあります。見るからに「うつ」なのですが、認知症のうつ症状は本当のうつ病によるものではありません。

レビーでこのような症状が現れたときに、主治医が専門医（精神科医）*の先生だと、かなりの確率で抗うつ薬が処方されます。しかしうつ病ではないので、抗うつ薬を服用しても元気にはなりません。かえって動きがなくなって、症状が悪化します。

この場合には先生に相談すべきですが、右のようなことをたずねてもおそらく薬は続けるように指示されるでしょう。叱られるかもしれません。そういう場合には、できればコウノメソッド実践医にセカンドオピニオン*をもらえるとよいでしょう。

ただし、注意すべきなのは、かえって悪化したといっても服用し始めた抗うつ薬は勝手に中止してはいけない、ということです。必ず医師の指示をあおいで、抗うつ薬の場合はとくに薬を少しずつ減らしていくようにする必要があります。

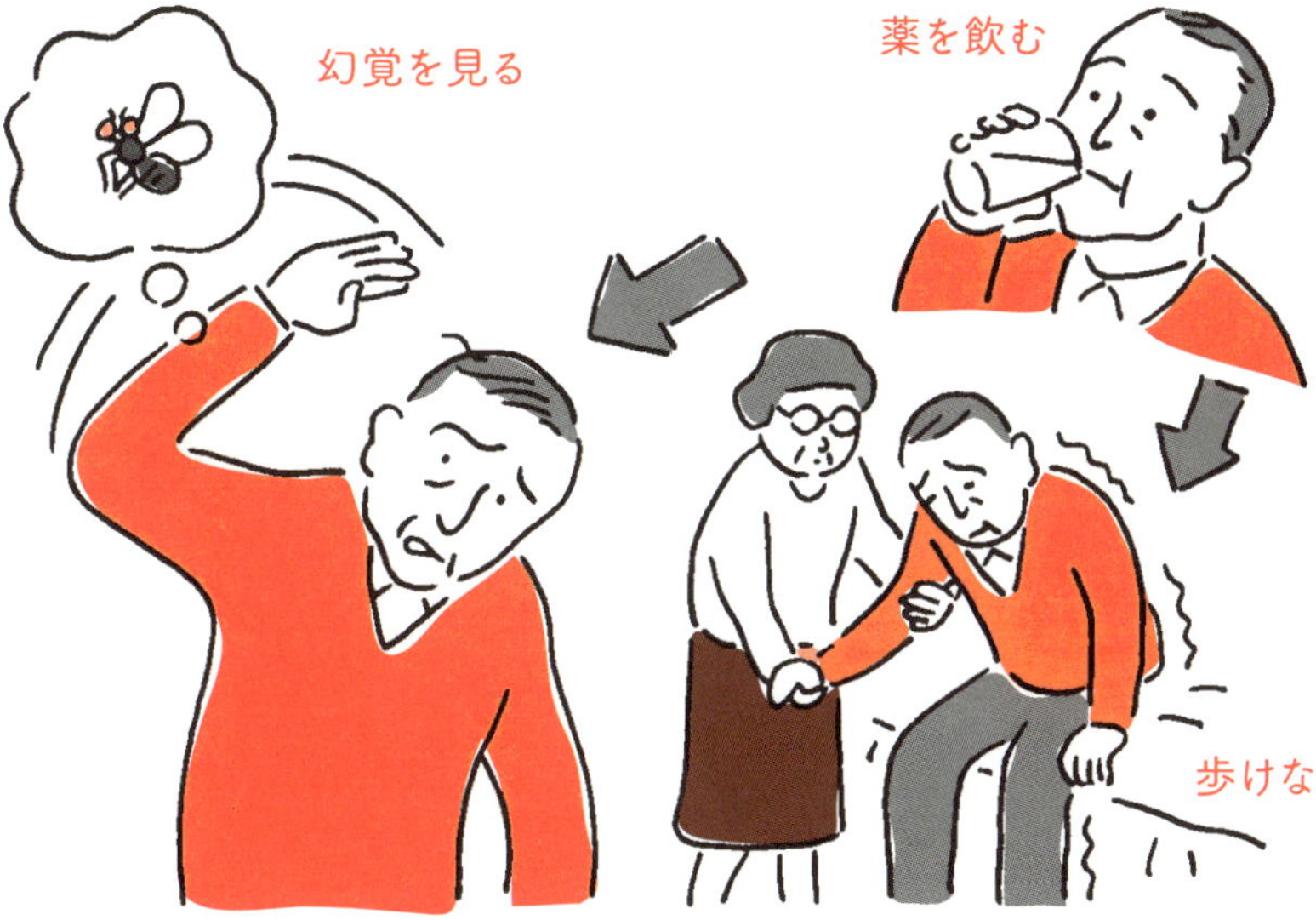

◎抗パーキンソン薬が処方されたら

レビーの患者さんは、パーキンソン病のような症状が現れてきます。前述のうつ状態もそうですが、もう一つ、歩行障害も重要な症状です。小刻み歩行になって、転倒しやすくなるのです。

そこで家族や介護者は「歩きが悪くなって転びそうで心配」と医師に訴えると、専門医（神経内科医）*は抗パーキンソン薬を処方してくれます。パーキンソン病の人が飲む薬で、さまざまな症状を改善します。

しかしレビーの患者さんはパーキンソン病ではないので、改善できないことがあります。そもそも薬物過敏がありますから、薬が効きすぎて副作用に見舞われます。レビーの患者さんが抗パーキンソン薬を飲んだときに起こるいちばんわかりやすいのは、幻視がひどくなるということです。

処方した医師に症状の悪化をうったえても、「それは病気が進行したからで、薬はやめてはいけません」と言われてしまいます。やはりコウノメソッド実践医によるセカンドオピニオンを得ることが大切です。

覚えておきたい！重要用語

ハイテンション
認知症の周辺症状で、興奮して暴れたり、大声を出したりしている状態。リラックスできず緊張状態が続いていること。

認知症専門医
大きな総合病院で「認知症外来」「もの忘れ外来」を担当している認知症専門医は、精神科医か神経内科医であることが多い。

セカンドオピニオン
主治医の診断や治療方針だけでなく、参考のために別の医師の意見も聞くこと。誤診や医療過誤を防ぐ意味で、医師も推奨している。

コラム

認知症トピックス

河野先生が推奨する「ドネペジルチャレンジテスト」

診断よりも症状への対応を重視する「コウノメソッド」では、アルツハイマー病が疑われるが明確に診断できないときに、アリセプトによる「チャレンジテスト」を勧めています。アリセプトを少量（1・5㎎、4週間）投与して、副作用が出たら薬の作用を必要としていないと判断して、MCI（アルツハイマー以外の認知症の前段階）と診断、「米ぬか脳活性食」を推奨して1年後に再診させるのです。逆に副作用は現れず体調が良くなったら、アルツハイマー病の可能性が高いと考えてアリセプトを2・5㎎に増量します。

症　例

認知症の患者さんと自動車の運転

クルマの接触事故を起こしたピック病の橋本さん

◎かくしゃくとした威厳あるお父さん

橋本辰治さん（仮名・80代）は、大手鉄鋼メーカーに定年まで勤め、現在は奥さんと長男の3人で暮らしています。退職後の趣味はランニングで、マラソン大会に参加するまでになりました。ふだんは地域の福祉センターに通い、トレーニングを続けていました。

70代半ばのあるとき、橋本さんは、ちゃんとした自宅があるのに突然新築の住宅を購入して家族を驚かせました。昔ながらの威厳ある家長タイプで、家族の意見などは聞かないお父さんです。そのときも家族は、何も言わずに住み替えに従ったそうです。

ところが、新しい家に引っ越したころから、橋本さんは同じことを何度も聞くようになりなりました。奥さんは「認知症じゃないかしら」と不安に思いましたが、そんなことを言ったら叱り飛ばされます。「病院へ行ったほうがいい」などとは、とても言えるご主人ではなかったのです。

身の回りのことはなんとか自分でできていたので、奥さんは不安に思いつつも、そのまま生活を続けていました。しかし、それが間違いでした。

橋本さんは、運転免許証の更新にクルマで出掛け、その帰りに道に迷って自宅に戻れなくなり、隣の市まで行ってしまいました。そして、交通事故を起こしてしまったのです。救急車で運ばれた橋本さんは大腿骨骨折で入院となりました。

しかし、事故は停車中のクルマとの軽い接触事故で、それで骨折するとは考えられません。警察の話だと、どうやら橋本さんは更新会場で転倒していたようで、そのときに骨折していたようでした。

◎入院中に認知症が悪化、大暴れ

手術後、橋本さんは転倒して骨折したことはもちろん、事故を起こしたことも忘れていました。手術を受けたことさえわからないのです。安静が必要なのにベッドの上に正座したり、立ち上がって歩きまわったりするので、車椅子に拘束されてしまいました。そしてベッドは、ナースステーションに移動されました。

退院が近くなって、病院の勧めで介護保険を申請することになり、当社のケアマネジャーが担当になりました。しかし、受け入れてくれる施設が見つかりません。仕方なく、自宅に戻ることになりました。入院中に橋本さんの認知症は急激に進み、暴れることもあったので、家族は「とてもウチではみられない」と困惑していました。

ただし、自宅に戻れば落ち着く可能性もあります。ケアマネジャーは、すぐに専門医を受診して穏やかな状態にしてもらうように、助言しました。

◎「コウノメソッド」で穏やかに

橋本さんのクルマは、息子さんが処分しました。ベッドは転倒の危険があるので、布団敷きにしました。床と区別がつかないため、起きたときにベッドの上に立って歩きだして、落ちてしまう危険があるのです。また、自宅内の階段や段差のあるところには手すりを設置しました。

河野先生の診断は、前頭側頭型認知症（ピック病）でした。ウインタミン6㎎×2が処方され、「米ぬか脳活性食」を飲むように勧められました。これらを飲み始めると間もなく、橋本さんは穏やかになりました。状態は安定していたので、週3回のデイサービスにも問題なく通えるようになったのです。

とりあえずの困った周辺症状が取れたので、次に認知症の薬（レミニール）が処方されました。それで最初は調子はさらによくなったのですが、薬を増量した時期から、徘徊が始まりました。迷子にはならなくても以前通っていた福祉センターへ行ってトラブルを起こしたり、奥さんの言うことを聞かないで怒るようになった、家族を困らせていたのです。そこで状況を河野先生に説明し、薬を減らしてもらうと、再び穏やかになりました。

薬の適量を維持して、いまは安定して自宅での療養生活を続けています。

◎家族・介護者の悩みをしっかり医師に伝えることが大切

ピック病などの前頭側頭型認知症は、60歳前後の若い人に起こりやすく、知能が保たれていて一見して認知症とは気づかれにくいために免許の更新も問題なく行われ、クルマの運転を続けてしまうことが多くなります。橋本さんも、事故を起こす以前から信号無視や方向がわからなくなるなどの運転の失敗が多くなっていたのですが、家族は放置していました。大変な事故につながりかねないので、注意が必要です。

橋本さんは「コウノメソッド」の「ピックセット」で穏やかになり、レミニールを飲み始めてからは活動的になり、医師としては治療はうまく行っていると考えていました。しかし実際に介護を行っている家族にしてみれば、トラブル多発に悩まされるようになった、ということになってしまいます。

一緒に暮らしている家族が、患者さんの状況や家族の希望をうまく医師に伝えることは、とても重要なことなのです。

第5章

こんなときどうする？
困った症状のコウノメソッド解決法

食べない患者さんをどうするか⇩食欲セット

◎元気がなくなり、食べなくなった

食べてくれない患者さんの介護は、とても大変になります。

ただし、食べない患者さんにもいろいろなケースがあります。

たとえば、麻痺などがあって食事介助が必要な場合に、介護する人に逆らって食べない、ということがあります。これはあとで述べる「介護拒否」に準じて考えてよいでしょう。

食欲があれば、問題なく食べてくれます。

問題は、元気がなくなって、表情も乏しくなり、うつ状態になって、かたくなに「食べたくない」と拒否するような場合です。レビー小体型認知症の患者さんはパーキンソン症状の進行とともに、このような陰性症状*が現れることがよくあります。

介護している家族の方からは、

「何時間もかけて少しずつ食べさせて、ようやく食べ終わったと思ったらもう夕飯をつく

る時間になってたりしてガックリ」

というような話はよくうかがいます。心配でしょうし食べさせる労力も大変だと思います。

◎コウノメソッドの食欲セット

認知症の進行により前頭葉の機能が衰えてくると、脳からの「食べる」という指令が出なくなってきます。

「コウノメソッド」には「食欲セット」という処方マニュアルがあります。

まず食欲を出させる薬を出す前に、その患者さんが服用している薬をチェックして、食欲を落とさせているかもしれないものがあれば用量を減らすことを勧めています。

最も疑わしいのは、アリセプト、レミニール、ペルマックス（抗パーキンソン薬）の3点で、次にメマリー、抑肝散、抗うつ薬、プレタール（血栓予防の薬）の3点があげられています。

そのうえでドグマチール*、プロマックD*などの薬を推奨しています。食欲不振の原因がわからなくても、応急処置としてこの2種類を服用してもらえば8割は解決すると、河野先生は言っています（図13）。

図13　食欲セット

1

食欲を落としうる薬を減らす

最 疑 薬……アリセプト・レミニール・ペルマックス
第二疑薬……メマリー・抑肝散・抗うつ薬・プレタール

2

食欲を上げうる薬を短期間処方する

非常に改善率が高い……ドグマチール・プロマックD

↓

ドグマチール　50mg
プロマックD　75mg

↓

食欲セット

その他

- ラコール（胃を動かす）
- シチリコン注射（覚醒させる）
- ペロリック（制吐）　など

「食欲の低下」は前頭葉の機能不全だけでなく、施設の食事が「合っていない」「美味しくない」などが原因の場合がけっこうあります。食事を改善したら患者さんが食べ始めたという例も多いので、ぜひ工夫をしてみてはいかがでしょう。

覚えておきたい！　重要用語

● 陰性症状

認知症の周辺症状は、患者さんがハイテンションの状態になる陽性症状と、落ち込んでうつ状態になる陰性症状に分けられる。無気力、無関心、無言、無表情など。

● ドグマチール（スルピリド）

1973年に胃薬として発売されたが、その後うつ病に効果があること、用量をふやせば統合失調症にも効果があることもわかって、それぞれの疾患にも使用されている。高齢者には薬剤性パーキンソニズムを起こしやすい薬なので1錠を30日以内に終了することを条件としている（30日制限）。

● プロマックD

亜鉛を補給して味覚を鋭敏にする。

徘徊が始まったら

◎アリセプト徘徊ではないか、と考える

徘徊は、認知症の周辺症状と言えば思い起こされるほど、よく知られている症状です。しかし、薬の副作用で徘徊している（せざるをえない？）認知症の患者さんも少なくありません。アリセプトなどの興奮系の薬の副作用で、患者さんはいても立ってもいられなくなって、くり返し出て行ってしまうのです。

したがって、徘徊をくり返して困っている患者さんに対しても、まずは「コウノメソッド」で指摘されているような興奮系薬剤*を服用していないかをチェックすることが必要です。もし服用していたら、医師の指示をあおいで減量か中止すべきです。

◎改善の可能性もあるが……

認知症の患者さんの徘徊は、見当識や記憶の障害（認知機能障害）によって起こるもの

です。脳が障害を受けることによって直接的に起こってくる中核症状ですから、治療によって劇的に治るということは少ないかもしれません。

ただし、アリセプトなどの抗認知症薬が、その患者さんに適当な用量で処方されていれば、改善することもあるでしょう。しかし、それまで迷子になっていた患者さんがぴたっと治ることはないので、家族や介護者は常に注意が必要ですし、また患者さんとの関係のなかで改善を考えていくことも大切なことです。

◎家族の方の対処方法

認知症の患者さんは、意味もなく徘徊しているわけではないと考えられています。最初はそれなりの目的があって外に出て、歩いているうちに目的を忘れ、帰り道もわからなくなる、というパターンです。

したがって、当然ですが、むやみに怒ったり叱ったりしてはいけません。それは逆効果で、かえって叱った介護者が苦労する結果になります。

いても立ってもいられない感じで徘徊している患者さんは、無理に連れて帰ろうとすると怒ります。可能であれば一緒に歩いて、楽しい話題などで患者さんの気分を変えて、落ち着いてから家に戻るようにします。

万が一、徘徊して帰って来られなくなったときのために、名前や連絡先を服や靴などにつけておくとよいでしょう。最近はGPS機能の付いたペンダントのようなものが市販されていますから、利用するのもよいと思います。

地域の人に協力をお願いしておくことも大切です。地域に「徘徊高齢者SOSネットワーク」があれば登録しておきます。また、近所の方や商店街のお店の方に情報を伝えておいて、姿を見かけたら連絡してもらえるようにお願いしておきましょう。交番にあらかじめ連絡しておくこともよいでしょう。

徘徊は大きな事故につながることもあるので、十分に注意しなければなりません。そのストレスで介護は大変になります。デイサービスの利用など、積極的に検討すべきです。

覚えておきたい！重要用語

興奮系薬剤

コウノメソッドでは、薬剤を主作用のほかに「興奮させるタイプ」の興奮系薬剤と「抑制させる（落ち着かせる）タイプ」の抑制系薬剤に分類して考える。

コラム

もう一言！

コウノメソッドは東洋医学である？

家族や介護者が困っている症状に焦点を当てる「コウノメソッド」。その発想は東洋医学に似ています。河野先生は、患者さんが服用する薬剤をハイテンションにさせる「興奮系」とおとなしくさせる「抑制系」に分け、陽性症状で困っている患者さんには抑制系の薬を、陰性症状で困っている患者さんには興奮系の薬を処方することを大原則としたのです。そして、患者さんの症状を陽でも陰でもない「中間」にもっていくことを目指すわけです。

この簡単なことが、現代医薬品に頼りきりの現代医学にはわかりませんでした。アリセプトなどの抗認知症薬が「興奮系」であることを初めて指摘した河野先生だからこそ、たくさんの認知症の患者さんと介護者を救うことができたのです。

寝ない、夜中に騒ぐ

◎寝ない患者さんにも、介護者は苦労する

介護している家族がいちばん参ってしまうのが、患者さんが「寝ない」という症状だと思います。昼間、気ままに眠れるわけではなく、仕事や家事に追われ介護に追われます。眠る時間がない日々が続けば、最後はからだを悪くしかねません。

介護施設でも、寝ない患者さんはもちろん困ります。ほかの利用者に迷惑がかかりますし、職員の負担も大きくなります。

ただし、「寝ない」という症状は大変に困った症状なのですが、対処は比較的簡単です。上手に睡眠薬を使うことで、速やかに解決するからです。

ところが、施設の介護職員や看護師のほとんどは、睡眠薬を使いたがりません。向精神薬などは、もってのほかということになります。

その理由は、おそらくトラウマです。かつての精神病院では、暴れたり夜中に騒ぐ患者

さんを鎮静させるために、拘束衣を着せてベッドに縛りつけていました。そして、強い睡眠薬や向精神薬で「眠らせて」いました。その結果、患者さんの死期が早まりました。そういう過去があるので、睡眠薬や向精神薬に敏感に反応しすぎてしまうのだと思います。

また介護の世界では、睡眠薬を使うとボケる、という伝説もあります。一般的にも、そう思われていることは多いかもしれません。しかし、その患者さんに合った薬を適量、服用していれば、とくに副作用は現れません。認知症が進むようなこともないのです。

◎睡眠薬を使うことは、決して悪ではない

私は、自分たちがどのようにして認知症の患者さんを受け入れ、うまくいっているのかについて、いろいろな施設でお話しさせていただいています。そこでわかるのは、ほとんどの介護職員の方が「睡眠薬を使うことは悪」と考えているということです。

私が睡眠薬とか向精神薬の名前を口にするだけで、顔をしかめる人も少なくありません。それは「眠らない患者さんは薬（医療）を使うのではなく、介護で、手を握ってなんとかしましょう」という教育を、ずっと受けてきたからです。

しかし、それは「コウノメソッド」がなかった時代のことです。現在は、薬もそれを使

う医療も進歩しています。それを介護の方々も勉強しなければいけないと思います。
無理なく睡眠薬を使うことによって、副作用も常習性もなく患者さんは毎日を気分よく過ごせるようになります。介護者も楽になります。適量なら決して「悪」ではありません。

◎眠れない人にとって、睡眠薬は必要な薬

寝ない患者さんは、寝たくないから寝ないわけではありません。からだは睡眠を求めています。しかし、頭がさえて眠れない。興奮して、眠れない状態になってしまっているわけです。睡眠不足が続くと、夜間せん妄*を起こすようになることもあります。

胃酸過多になって胸焼けがしたら、ふつうに胃薬を飲みます。すると、良くなります。眠れない認知症の患者さんも同じです。適当な睡眠薬を少量、服用すれば、患者さんも楽になります。そのときに、やはり家庭天秤法、あるいは施設天秤法が必要になってきます。

◎適量を見きわめるのは介護者（家族）の役割

たとえば、医師に「夜眠れるようにしてほしい」と相談して、ベンザリン（ニトラゼパム）10㎎を処方してもらったとしましょう。脳神経をリラックスさせて眠れるようにする

薬です。ところが、10㎎を服用したら患者さんは次の日の昼まで寝てしまいました。これは多すぎるということで半分の量にしたら、今度は夜中の3時に起きてしまったのです。そこで、10㎎と5㎎の中間くらいの用量を飲んでもらったら、朝6時に起きて「おはよう」と言ってくれたのです。

睡眠薬の適量にも個人差があることで、一律に「この薬はこれだけ」と決められません。アリセプトなどと一緒です。したがって服用しながら調節する必要があるわけです。

それができるのは医師ではなく、介護者（家族）しかいません。認知症は医療と介護が両輪になって患者さんを支えなければいけないと言われるのは、このようなことからです。介護者の大切な仕事なのです。「コウノメソッド」では、眠れない患者さんのための「不眠セット」という処方例が提示されています。

覚えておきたい！　重要用語

●夜間せん妄
せん妄は、脳細胞がうまく機能しなくなって軽い意識障害を起こし、錯乱状態になる症状。大声を出したり、暴力を振るうこともある。夜中に現れるものを「夜間せん妄」と言う。

拒否行動のいろいろ ①

病院へ行かない（受診拒否）

◎早期発見・早期対応が大切だが

認知症は、多くが本人が病気を自覚できていません。早期の段階で気づいていることもあるかもしれませんが、それは「隠したい」という心理につながります。このため受診が遅れ、何も対策が取られないまま病気が進行してしまう、という問題があります。

認知症も生活習慣病の一つで、決定的な解決策もないわけですから、やはり早期発見・早期対応がいちばん大切になります。しかし、これがなかなかうまくいきません。

認知症の発見を遅らせている原因の一つは、気軽に受診できるかかりつけ医が認知症診療を行っていない、ということがあると思います。クリニックの先生がみな認知症に関心があってもの忘れ外来もやっている、また一般外来で認知症を見つけて的確な対処をしてくれるという状況なら、多くの患者さんが救われるはずなのです。

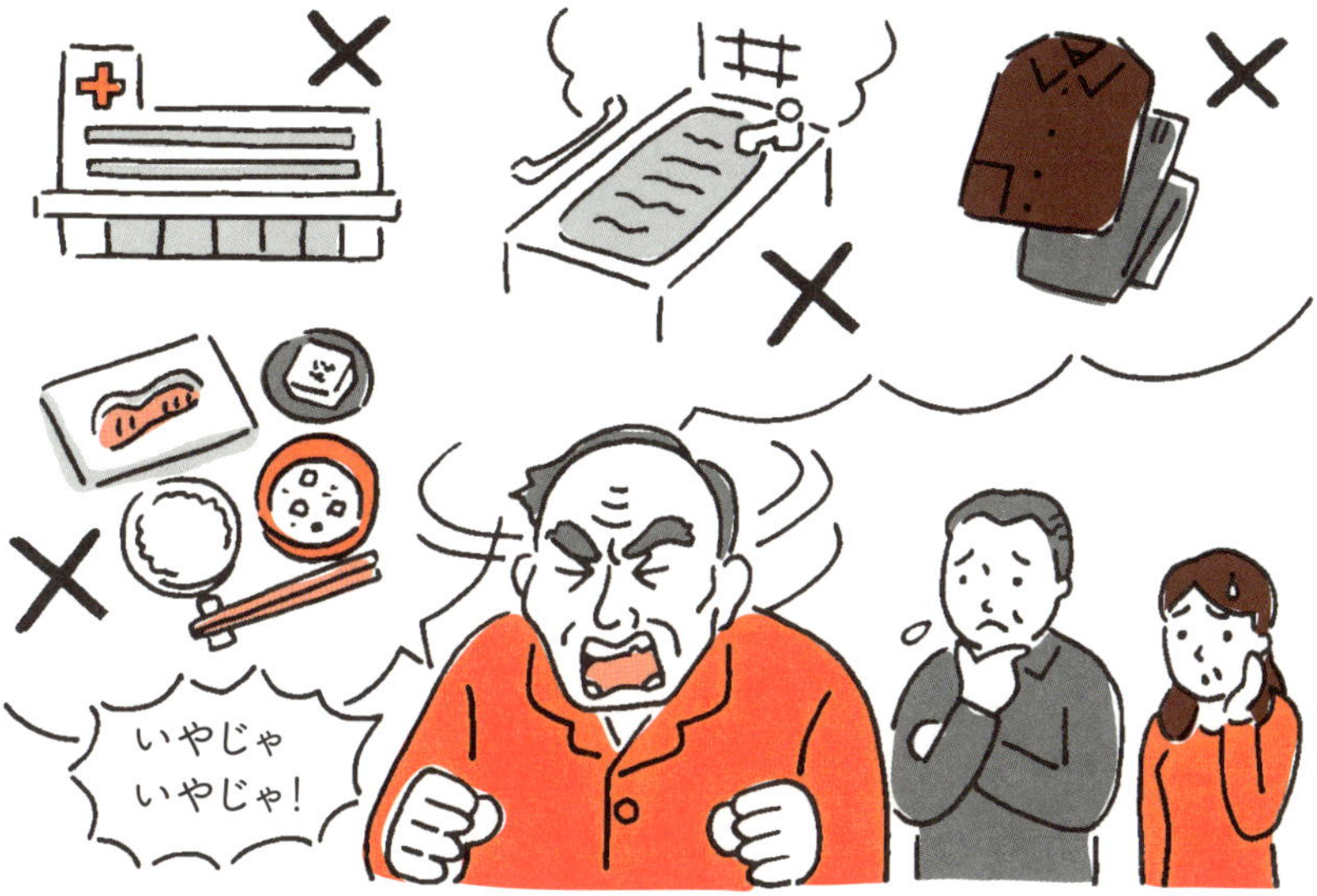

◎本人が拒むので受診が遅れる

早期発見を遅らせるもう一つの原因が、患者さんの受診拒否です。

家族が「ちょっとおかしいから『もの忘れ外来』で診てもらったほうがいいよ」と言っても、「そうか」と素直に受診する患者さんはほとんどいません。大暴れして近隣から地域包括支援センターなどに連絡が行き、ケアマネジャーが入って、どうにかこうにか受診にこぎつけるというケースは少なくないのです。

その前に受診できれば、トラブルは未然に防ぐことができるのです。

河野先生は、「家族が明らかにおかしいと思うのであれば、まず病気（認知症）です」

と言います。本人がかたくなに拒んでも、ずるずると受診を延ばさず、できるだけ早く受診にもっていくように考えることが必要です。

◎穏やかで会話も可能な場合は「健康診断」として

受診拒否にも、いろいろなケースがあります。これは、もとになっている病気によっても大きく異なっているはずです。

たとえば、ひどいもの忘れなどおかしなところはたくさん見られるけれども、穏やかで会話もふつうにできる、ただし受診だけはかたくなに拒否する、というような場合です。さほど緊急性はないかもしれませんが、早く受診したことに越したことはありません。

ほがらかなアルツハイマー病の患者さんは、早期の段階ならまだまだいろいろな知恵があって、自分のもの忘れや失敗を驚くほどうまく取り繕います。それでも、おかしいということはわかります。

このような場合は、配偶者の方が「一緒に健康診断を受けよう」と誘って、うまく病院に連れてくる方法があります。「なにもあなたの認知症を疑っているわけじゃない、私自身もものの忘れが多くなってきて心配だから、念のために夫婦で健康診断を受けておこうよ」というわけです。

◎興奮して暴れているときは

なかには、いつもイライラしていて怒鳴り散らす、暴力を振るうこともある、というような激しい症状から始まる場合もあります。このようなときに、本人を説得して受診にもっていくことは至難のわざです。

ピック病の激しい症状は、「コウノメソッド」では「ピックセット」と呼ばれる処方で比較的簡単に抑えることができます。

しかし、本人が受診しなければ、医師も薬を処方することができないのが健康保険の決まりです。解決にはなりません。

そこで、私たちは考えます。

このような患者さんがいて困っていると、施設に相談に見える家族は決して少なくありません。通常はどうすることもできないのですが、河野先生は家族を救うために、いろいろと考えてくれます。

河野先生は「とりあえず家族に病院に来てもらって、ウインタミン*を飲ませてみて」と言ってくれます。自費診療なら、受付で家族にウインタミンを出すことはできるからです。ウインタミンは安い薬なので、自費でも問題ありません。ウインタミンを服用して、落ち着いて会話ができるようになってから、受診にもっていきます。

コラム

もう一言！

まれに、ウインタミンで興奮する患者さんもいる

ウインタミンは興奮している患者さんを落ち着かせる薬で、コウノメソッドで言えば「抑制系薬剤」の一つです。ところが、不思議なことにウインタミンを服用してよけいに興奮する（奇異反応）患者さんがまれにいます。これは河野先生もご存じなかったのですが、私は利用者さんのなかにそういう方を何人か経験したので、お伝えしました。河野先生も重要視して、ご自身のブログ（ドクターコウノの認知症ブログ）で書いておられます。このように、家族や介護職員からの情報は、医師にとってとても貴重なのです。また、聞く耳を持たない医師は危険だと思います。

覚えておきたい！重要用語

ウインタミン

コウノメソッドでピック病に使われる重要な薬。精神状態を安定させる向精神薬だが、精神科で使われる用量（50〜450㎎）よりも大幅に少ない（4〜75㎎）のが特徴。

拒否行動のいろいろ ②

お風呂に入らない、着替えをさせない、食事を食べない（介護拒否）

◎介護・介助の拒否にはウインタミンが基本

介護者にとっては理由はなかなか理解できないのですが、お風呂に入らない、着替えをさせない、食事を食べないといった介護や介助を拒否する認知症の患者さんは少なくありません。これがなくなるだけで、介護はずいぶん楽になるものです。

かたくなな介護拒否に対しては、「コウノメソッド」では抑制系薬剤*を患者さんごとに選択して、適量を服用することが基本になります。前の「受診拒否」で登場したウインタミンという薬は、その代表的なものです。

コウノメソッド実践医以外で、認知症の患者さんにウインタミンを使う先生はいません。しかし、家族や施設の介護者が「介護拒否で困っています。ウインタミンというお薬があるそうですが」と、主治医にたずねてみるとよいでしょう。家族や介護者が、薬についてそこまで積極的に関わっていこうとする姿勢はとても大切だと思います。

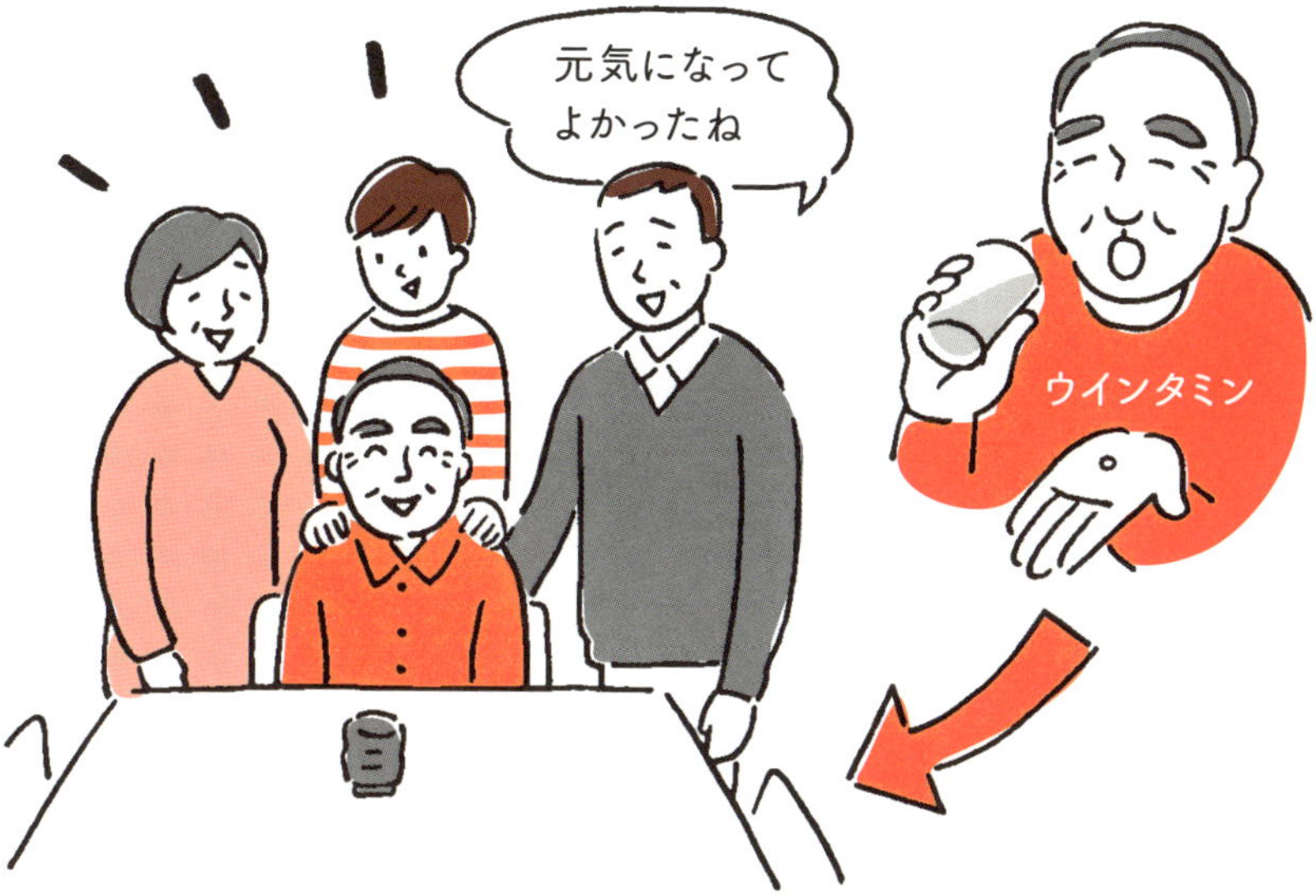

もちろん、薬の服用以前に介護の工夫で改善できれば、それがいちばんです（図14）。

◎症状の現れる時間に合わせて、事前に頓服

介護や介助を拒否する患者さんは、いつも反抗しているわけではありません。お風呂だけは抵抗する、着替えをさせてくれないというように、その場だけの抵抗なのです。そこで、処方してもらったウインタミンなどの薬は頓服することになります。

たとえば、デイサービスでは入浴が午前中ということが多いのですが、そのような場合は入浴拒否の患者さんには、朝到着したらすぐに服用してもらいます。必要なタイミング

に服用したいと、医師に相談して処方してもらうとよいでしょう。

デイサービスでは、多くの利用者が3時を過ぎるとそわそわし始めます。扉をどんどん叩いて怒る人もいます。いわゆる「夕暮れ症候群」です。私たちは、先生にお願いして3時に服薬できるように処方してもらっています。みなさん、帰宅時間の4時まで、穏やかに過ごされています。

家庭でも、このように時間を合わせて頓服してもらうことで介護を楽にできます。

覚えておきたい！重要用語

抑制系薬剤
コウノメソッドでは、認知症の患者さんに使われる薬剤を「興奮系」と「抑制系」に分け、陽性症状で興奮している人には抑制系薬剤、陰性症状で落ち込んでいる人には興奮系薬剤の処方を基本としている。

図14　コミュニケーションシート

	私たち家族の希望	何を処方していただけますか？
1	患者を穏やかにさせてほしい	グラマリール　ウインタミン　抑肝散 セルシン　セレネース　セロクエル ルーラン　リスパダール
2	患者を元気にさせてほしい	ドネペジル　サアミオン　シンメトレル リバスタッチ　レミニール ジェイゾロフト（第2選択）
3	認知症の進行をおくらせてほしい	リバスタッチ　ドネペジル レミニール　メマリー
4	夜、熟睡させてほしい	レンドルミン　ベンザリン　ロゼレム
5	患者の歩行をよくしてほしい	リバスタッチ　サアミオン メネシット　マドパー　ペルマックス
6	幻覚、妄想を減らしてほしい	抑肝散　セレネース　ウインタミン
7	食欲を出してほしい	ドグマチール　プロマックD エンシュアリキッド　ラコール

家族がコウノメソッドに準じた治療を希望する場合、このようなシートを利用して医師に意図を伝えることができる。（「コウノメソッド2016」より）

激しい暴言・暴力には、どう対応するか

◎介護者の心を折るのが暴言・暴力の症状（病気が言わせている）

介護は肉体的につらいものですが、認知症の患者さんの介護はさらに精神的にも大変な負担がかかることがあります。それは、患者さんからの暴言です。

家族で介護しているのが息子さんの奥さん、つまりお嫁さんであることは多いのですが、それまでは上品で優しかった姑さんから激しく罵倒されるようになって、心が折れそうになっているケースは少なくありません。

実の娘さんや息子さんが介護をしている場合には、言い合いになって、患者さんの暴言はどんどんエスカレートしてしまいます。

相談に来られる家族の方は、それが病気のせいだということはわかっていると思います。でも、面と向かって言われることが続けば、どうしてもまともに反応してしまうのです。

施設の職員は、そこのところは冷静に客観的な立場で、対処法というものを理解してい

ると思います。それがうまくいっているとしても、介護職員の心の底には知らず知らずのうちにも見えない傷が刻まれていくものです。それが日常的に起こってくる環境で、介護という仕事にたずさわっていくのは大変なことです。

◎的確な薬物療法を積極活用すべき

暴言・暴力は、患者さんの混乱した脳が起こしている異常な事態です。患者さんの本来の心が行っていることではなく、認知症という病気や服用している薬によって、そうなっているのです。そこを理解して、冷静に対処しなければいけません。症状が激しいときは、巻き込まれないように距離を置くことが大切です。

そのうえで「コウノメソッド」のピックセットを処方してもらえるようにする、あるいはハイテンションを抑えるために効果的な「米ぬか脳活性食」（ガーデンアンゼリカが少ないタイプ、⇩71ページ）の利用を検討してみる、といった対処を考えます。

患者さんが興奮して暴れる背景には、たしかに環境面の問題もあると思います。それを考慮して改善の工夫をすることは、もちろん大切です。それは介護職員は怠ってはいけない部分です。

しかし一方で、手がつけられない激しい症状も、的確な薬物療法によって本人も周囲もハッピーな状況に戻すことは可能です。

◎薬は漫然と使うものではなく、症状に応じて減らしていく

患者さんは自分自身の人間性や性格で暴れているわけではありませんから、薬の作用がその人にうまく効けば、いかに大暴れしている症状もすぐに消えていきます。

もちろん、それは薬でコントロールされている状態ですから、鎮痛剤のように「症状が改善したからもう服用しない」というわけにはいきません。しばらくは服用するように、医師から指示されます。

しかし激しい症状が現れない日が続けば、医師の指示のもとで（家族の確認を取りながら）薬は減らすことができます。減らすことのできる薬は、うまく加減をみて減らしていかなければいけません。それが家庭天秤法であり、施設天秤法です（⇩78ページ）。

その場合に、早く薬を減らすことができる方法があります。それはサプリメントを薬と併用する、ということです。これも「コウノメソッド」の教えです。

ピックセットはハイテンションで暴れている患者さんをおとなしくさせるのに、とても

効果の高い処方ですが、これに「米ぬか脳活性食」（ガーデンアンゼリカの少ないタイプ）を一緒に飲用するとさらに効果が明確です。減薬も早くなり、最終的には「米ぬか脳活性食」だけで患者さんはとても良い状態になるのです。

薬の量を減らすため、ということも、サプリメントの使い方の一つだと思います。

コラム

もう一言！ 肝機能が悪い人にウインタミンは禁止

「コウノメソッド」のピックセットは、名前こそピック病の激しい陽性症状を改善するための薬という意味です。しかし河野先生は、アルツハイマー型認知症の診断でアリセプトなどの抗認知症薬を減らしても暴言・暴力がおさまらない患者さんには、やはりピックセットを出します。ただし、ウインタミンは肝臓に負担をかける処方なので、肝機能が落ちている患者さんには使えません。

食事でむせる（誤嚥）

◎お年寄りの誤嚥は、注意すべき症状

誤嚥は、とても注意すべき症状の一つです。すでに本書でも何度か触れていますが、重要なのであらためて症状対策としても述べておきたいと思います。

お年寄りになると「飲み込む」ために必要な筋肉が衰えるため、食べた（飲んだ）ものを気管支のほうへ入れやすくなります。専門的には「誤嚥」という言葉を使います。お年寄りがよく「むせる」のはこのためです。

誤嚥は、認知症の症状の進行とともに起こしやすくなっていきます。

また、アリセプトなどの抗認知症薬の副作用で誤嚥を起こしてしまう患者さんもいます。とくにレビー小体型認知症の患者さんが通常量のアリセプトを服用すると、とたんに元気がなくなり、表情も乏しくなって、しゃべらなくなり、誤嚥も始まります。

そして寝たきりになって、入院して、食べられないので胃瘻になって、急速に終末期へ

と進んでいくことが非常に多いのです。

アリセプトの適応症のなかにはレビー小体型認知症も含まれていて、河野先生も実際に効果はあるとしています。しかし、レビーの患者さんに通常の用量はあまりにも多すぎます。その理由は、レビーの患者さんには「薬物過敏」で、全般的に薬が効きすぎるという重大な特徴があるからです。

つまり、レビーの患者さんに対してアリセプトなどの抗認知症薬の規定の用量はあまりにも多すぎる、そのためにレビーの患者さんは副作用に苦しんでいる、ということです。誤嚥という症状も、その一つです。家族や介護者は「そういうことがある」ということを、頭に入れておかなければいけません。

◎「米ぬか脳活性食」のガーデンアンゼリカが多いタイプを

誤嚥は、栄養や水分が十分にとれない、薬が飲めない、ということのほかに、誤嚥性肺炎を起こすことが大きな問題になります（⇩75ページ）。

認知症の患者さんは入院すると、環境の変化などからがっくりと悪くなってしまうことが多く、誤嚥性肺炎で入院をくり返すことで急速に全身状態が悪くなっていきます。

誤嚥はできるだけ早く治したい症状なのです。

誤嚥を治すためにいま最も有効なのは、薬剤ではなくサプリメントであると、「コウノメソッド」は言っています。「米ぬか脳活性食」のガーデンアンゼリカが多いタイプは、患者さんの嚥下（飲み込み）をとてもよく改善してくれるのです。

「米ぬか脳活性食」は顆粒状で、通常は水などで飲むものです。味自体は甘酸っぱい感じで飲みにくくはありませんが、嚥下が悪い患者さんは水だとむせてしまいます。そこで、ヨーグルトに混ぜたり、とろみをつけた液体で飲んでもらうようにします。飲用するときに、次に述べる「カプサイシン」を利用するのもよい方法です。

誤嚥をくり返して胃瘻になった患者さんでも、胃瘻から「米ぬか脳活性食」のガーデンアンゼリカが多いタイプを入れると少しずつ食べられるようになります。そしてついに胃瘻も取り外すことができた、という例はたくさんあります。

患者さんがくり返しむせるようになったら、早めに飲用を検討すべきだと思います。

◎飲み込む筋肉に刺激を与える「カプサイシン」

トウガラシの辛味成分を含む「カプサイシン」由来のサプリメントも、食事前に利用することで多くの患者さんが嚥下を良くしてくれます。むせる患者さんには、とりあえずこれを利用すると、楽に飲食ができるようになるので便利です。ただし「米ぬか脳活性食」のガーデンアンゼリカが多いタイプのように、飲み込む力を自分で強くするサプリメントではないので、有効作用は一時的です。「カプサイシン」で危険を回避しながら、「米ぬか脳活性食」を飲用する、栄養や水分を取っていく、という使い方ができます。

コラム　もう一言！

レビーの患者さんが陥りやすい薬の副作用

レビーの患者さんには、薬物過敏性があります。アリセプトなど抗認知症薬だけでなく、レビーの患者さんに出される抗パーキンソン薬、抗うつ薬などにも同様に過敏な反応を示すので、家族や介護者は最大の注意を払わなければいけません。コウノメソッドでは、抗パーキンソン薬も抗うつ薬も少量投与が基本です。レビーの患者さんが抗パーキンソン薬を服用すると、幻視がひどくなります。過剰な抗うつ薬を服用すると、さらにどよんとして動けなくなることがあります。

歩行障害（お年寄りは「転倒させたら終わり」）

◎認知症による歩行障害はレビーを疑う

認知症の患者さんに歩行障害の症状が現れている場合、それはレビー小体型認知症によく見られるパーキンソン症状（⇩１０３ページ）かもしれません。もしもアルツハイマーなどほかの認知症と診断されている場合は、薬で悪化している可能性もあります。「こういう症状があるがレビーではないか」と医師に相談すべきです。

認知症にかぎらず、お年寄りの歩行障害は転倒の危険が高いので、注意しなければいけません。外出時は必ず付き添うようにして、腕を添えるなどが必要です。また、家の中だから安心というわけではなく、足が上がらず歩幅も狭くなっているので、わずかな段差でつまずいてしまいます。分厚い絨毯などは、できるだけ床をフラットな状態にするようにします。段差をなくしたり手すりを設置したりするリフォームは、介護保険で補助金が出ます。ケアマネジャーに相談して、経験ある業者に依頼するようにしましょう。

レビー小体型認知症以外にも、進行性核上性麻痺（PSP）などの神経疾患や正常圧水頭症の症状として歩行障害が見られるので慎重な診断が大切です。

◎患者さんのリズムでサポート

パーキンソン症状は歩行がおぼつかなくなるだけでなく、動きも緩慢になります。家族や介護者が患者さんに急な動きを要求するような状況は避けなければいけません。無理をして少しバランスをくずすだけで、転倒の危険が高まります。患者さんの動きのペースを頭に入れて、行動を見守る余裕が必要です。

また、レビーの患者さんは症状の現れ方が時間帯によってくるくると変化します。お昼を食べる前までは調子がよかったのに、午後は動けなくなったということは、よくあります。それは病気のせいなので、家族や介護者を困らせようとしているわけではありません。あくまでも患者さんのリズムに合わせてサポートしてあげることが大切です。

◎「コウノメソッド」の「歩行セット」

レビー小体型認知症の患者さんにも、もの忘れや判断力低下などの中核症状が現れます。

そこに注目して過剰なアリセプトを服用させると、その副作用でパーキンソン症状が悪化します。歩行障害もさらに進むわけです。したがって「コウノメソッド」は、「歩かせたければアリセプトをやめなさい」と教えます。これが第一段階です。

では抗認知症薬は服用できないかというと、そうではありません。肌に貼る抗認知症薬、リバスタッチ（⇩94ページ）を2・25～9㎎の範囲で使い、サプリメントの「米ぬか脳活性食」（ガーデンアンゼリカが多いタイプ）を併用します。これが「コウノメソッド」が推奨する「歩行セット」です。

神経内科の認知症専門医の先生は、レビーで歩行が悪くなった患者さんに対してふつうに抗パーキンソン薬を出します。しかしレビーの患者さんが一般の量の抗パーキンソン薬を服用すると、幻視がひどくなることが多いのです。これは河野先生が昔から指摘しているところです。「コウノメソッド」でもメネシットなど特定の抗パーキンソン薬を「ごく少量」使うことがありますが、それ以外の抗パーキンソン薬は使いません。

◎シチコリン、グルタチオンの点滴

レビーの患者さんで、アリセプトの飲みすぎなどでパーキンソン症状がひどくなって寝たきりになってしまった患者さんに対して、「コウノメソッド」ではシチコリン*やグルタチオン*といった薬の点滴を応急処置的に行うことを推奨しています。

薬の用量が多いため自由診療になってしまうので、なかなか行ってくれる先生はいません。しかし、河野先生ほか実際にこれらの点滴の経験があるコウノメソッド実践医の先生方の報告では、寝たまま言葉も発しなくなった患者さんがみるみる意識を回復させ、その場でベッドに腰掛けるまで回復した、というような症例が数多くあります。

そして「米ぬか脳活性食」のガーデンアンゼリカが多いタイプを飲用しながら定期的に点滴を続けることで、２～３か月ほどでどんどん歩くまでに回復するのです。いずれも特殊な薬で臨床医にはほとんど使われていませんが、「効果があればなんでもやってみる」という信念を持つ河野先生だから、認知症の患者さんに応用できたのだと思います。

覚えておきたい！重要用語

シチコリン
脳卒中で意識障害を起こしている人などに応急的に使われる、脳代謝改善薬。

グルタチオン
三つのアミノ酸を含む栄養剤。植物や動物のからだにも存在し、活性酸素を消去する抗酸化作用が強い。20年ほど前からパーキンソン病の歩行を劇的に改善することはわかっていた。

無気力・無表情、元気がない

◎認知症の「うつ状態」はうつ病とは異なる

認知症になると、元気がなくなることがあります。認知症の病気のせいで起こる「うつ状態」です。レビー小体型認知症によく起こる周辺症状ですが、明るく元気が良いと言われるアルツハイマー型認知症の患者さんにもときどき見られます。

表情が乏しくなり、笑わなくなり、ひどくなると会話もしてくれません。暴れたり介護拒否したりする陽性症状の患者さんも困りますが、元気がなくなる陰性症状の患者さんに対しても家族の心配はどんどん大きくなって悩みが尽きません。

◎服用している薬と患者さんの反応に注目

このようなときも「コウノメソッド」では、まず患者さんの服用している薬に注目します。

元気がなくてひどいうつ状態だった患者さんがふつうにアリセプトを服用したら、顔色が良くなって明るくなったというのであれば、それはもちろんＯＫです。薬が合っていたということで、その患者さんは一般的なアルツハイマー型認知症なのでしょう。

そうではなく、アリセプトを飲んだら歩きにくくなったというのであれば、レビーの可能性が高いので中止しなければいけません。

また、家族が「ふさぎ込んで心配です」と言ったときに、若いうつ病の患者さんに処方するのと同じように、安易に抗うつ薬を出す先生が少なくありません。とくに精神科の先生はその傾向が強いようです。

認知症によってふさぎこんでいる患者さんはうつ病ではありませんから、抗うつ薬だけを飲んでも良くなりません。それどころか、よけいに落ち込んでいきます。これは、河野先生が30年間で数万人もの認知症の患者さんを診つづけきてわかったことです。

◎抗うつ薬をやめるときは医師の指示のもとで

認知症による「うつ状態」を治すには、抗うつ薬を飲んでいて副作用が出ているケースではこれを中止することが先決です。

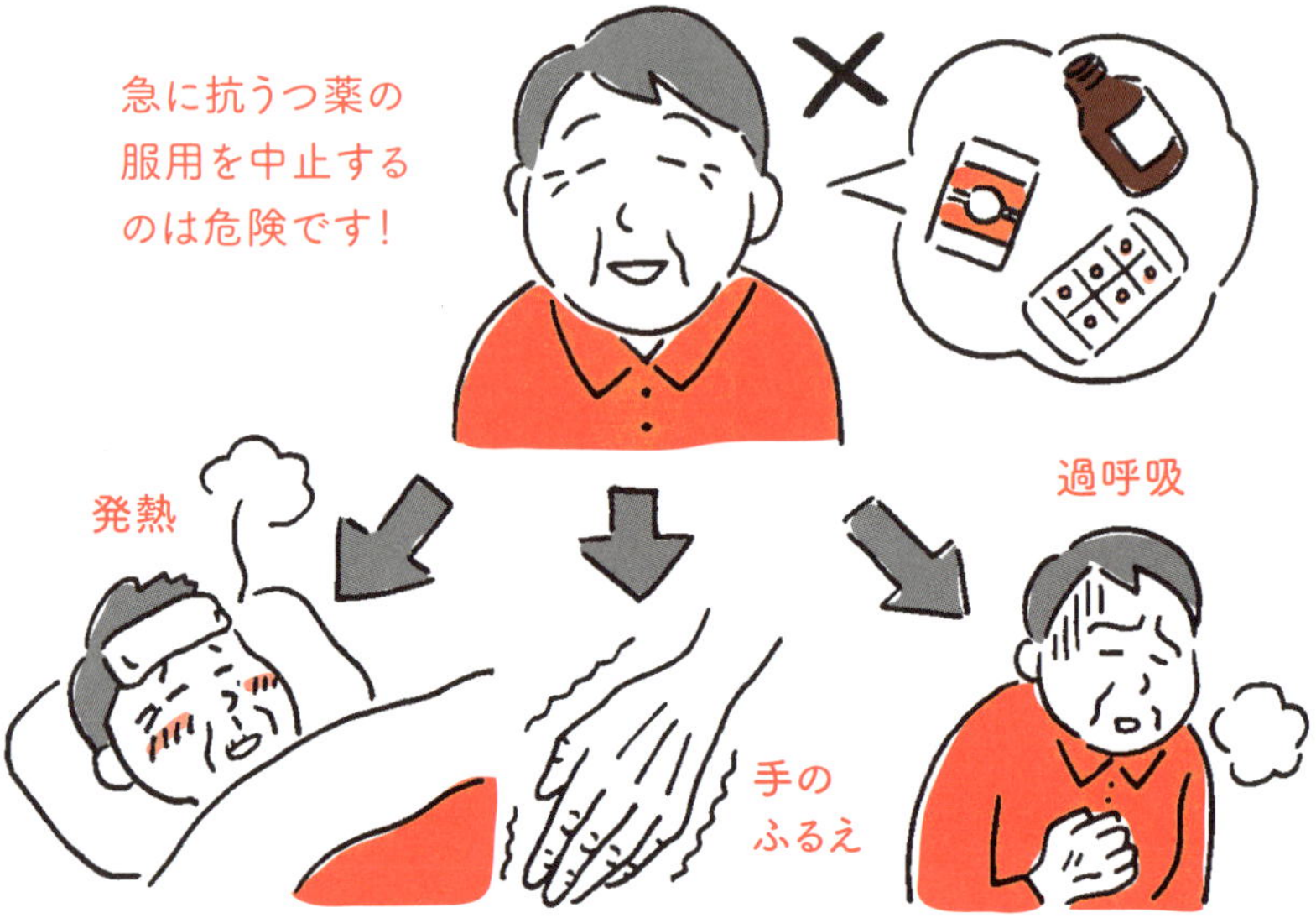

ただし抗うつ薬は、急に服用を中止すると悪性症候群など非常に危険な副作用が生じる可能性があります。

中止するときは必ず段階的に少なくしていって、数か月をかけてやめていかなければいけません。そのあたりは、医師の指示を仰がなければいけないことはもちろんです。

「コウノメソッド」の陰性症状に対する代表的な薬は、サアミオン（ニセルゴリン*）とシンメトレル（アマンタジン*）です。また、例外的に使われる抗うつ薬としてジェイゾロフト25㎎（SSRI）やサインバルタ20㎎（SNRI）があります。

◎早い段階で気づいて、介護に工夫を

認知症の患者さんは、状況の変化が苦手です。

介護施設に通い始めた、息子さん夫婦が同居して介護してくれるようになった、知らない土地に引っ越した、などという生活環境の変化がひきがねとなって「うつ状態」に陥ることがあります。

また、レビー小体型認知症の患者さんは自分の病気を理解できるので、認知症と診断されたことのショックで考え込み、ふさぎ込んでしまうこともあります。

そのような変化が見られたら、家族や介護者には気遣いが必要です。

元気がなく会話にも応じないということがあっても、決してイライラして怒ったりしてはいけません。よけいに落ち込んだり、マイナス妄想をさらに大きくしてしまいます。

子どもや孫たちが同居していれば、自室に一人にさせないで、できるだけリビングなどに誘ってみることです。

本人が喜びそうなことをしてみてください。好きな音楽をかけること（音楽療法*）、アロマの自然な香りを演出することなど、「コウノメソッド」でも推奨しています。昔話なども効果的です（回想法*）。

デイサービスの利用も、よいことだと思います。無理じいをしないようにして、通所に慣れるまでは気をつかって慎重にしなければいけません。

覚えておきたい！重要用語

サアミオン（ニセルゴリン）

脳卒中の後遺症として現れる意欲低下などに使われる脳代謝改善薬。脳の血流をふやして、脳細胞のエネルギーを高める。

シンメトレル（アマンタジン）

脳卒中後の意欲低下などの症状に使われる。脳内の伝達物質（ドーパミンやセロトニン）などに作用して、うつ状態などを改善する。

音楽療法

好きな音楽を聴く、楽器を演奏する、歌う、踊るなど、音楽を通じて脳を活性化させるリハビリテーション法。気持ちを落ち着かせ、食欲不振や不眠を改善させる効果もある。

回想法

アメリカの精神科医・ロバート・バトラーが提唱した心理療法。懐かしい思い出を話したり写真を見たりすることで、脳が刺激され、心を落ち着かせる効果が得られる。

コラム

もう一言！

映画鑑賞で音楽療法を

認知症の患者さんに向けた音楽療法をテーマとした『パーソナル・ソング』という映画があります（２０１４年、米国）。いつも涙を流していたアルツハイマーの患者さんが、若いころに親しんだ音楽に触れたことをきっかけに、明るく生き生きとした本来の自分を取り戻していくストーリーです。ＤＶＤのレンタルも出ているようなので、洋楽や洋画が好きな患者さんには楽しめるかもしれません。

施設の入所資格をクリアするために

◎難民となる患者さんは薬で寝かされる

認知症で周辺症状が激しい患者さんは、受け入れてくれる施設もなかなかありません。介護できる家族がいない、経済的な余裕がない、というときは特養（特別擁護老人ホーム）*に入れなければアウトですが、暴れている人は最初から受け入れてもらえません。

ケアマネジャーは本当に困ります。どうすることもできません。結局どうなるかというと、強い向精神薬を飲ませて患者さんを動かなくさせてしまう、ということが現在も行われています。寝たきりなら、施設も置いておけるからです。

施設が症状の激しい認知症の患者さんを受け入れないのは、そのままでは介護どころではないからです。それは、激しい症状を治すことでふつうの患者さんにする方法がないからでしょう。しかし「コウノメソッド」は、それができるのです。

◎コウノメソッドで周辺症状を取ってから施設へ

在宅でみてくれる身寄りがない、受け入れてくれる施設もない、経済的に裕福ではないという患者さんをどうすればよいのか。事は急を要します。私たちは、まず河野先生に診てもらって、周辺症状を抑えてもらう治療をしていただきます。服用している薬をやめる、「コウノメソッド」推奨の薬を服用する、ということです。それによって、暴れている患者さんもほとんどがおとなしくなります。そうなった時点で、特養への入所を調整していくのです。認知症でも、施設の秩序を乱さず、おとなしく介護や介助を受けてもらえる利用者であれば受け入れてもらえます。

ただし、入所した施設でも「コウノメソッド」によって処方された薬を継続して服用する必要があることは言うまでもありません。そうしたことをきっかけに、「コウノメソッド」の価値を理解した施設が勉強を始めるケースもあります。

覚えておきたい！　重要用語

特別養護老人ホーム
食事やトイレなど生活全般の介護を必要とする患者さんが、24時間体制で介護サービスを受けつつ長期にわたって暮らしていける施設。入居一時金は不要で、料金も安い。

患者さんとの最後の時間を大切にしたいときに

◎患者さんと家族のハッピーエンドのために

認知症の介護にも、いずれ「ターミナルケア（終末期介護）*」を迎える時期がやって来ます。認知症の患者さんが病院ではなく家庭や施設で最期を迎えるということは、家庭や施設で行われていた患者さんの療養や介護がまずまずうまくいった、ということだと思います。最期まで看取ることが介護の目的、とも言えるからです。

ターミナルは、家族や介護者との最後のお別れの時期でもあります。その間に患者さんの意識がはっきりしていて、会話もできるということは、とても大きな価値となります。

また、患者さんが1か月後の孫の結婚式を楽しみにしている、もう一度満開の桜を見たい、配偶者の退院を待っている、というような場合には、なんとかそれまで元気でいてほしいということが家族の強い願いとなるでしょう。

このようなことから、「コウノメソッド」では、一時的ではありますが元気を出させて目的を達成してもらうための処方が用意されています。「老衰セット」です。

◎「老衰セット」とは

これは「医療の倫理」という難しいことを考えると、賛否両論があることかもしれません。人間の死は自然の摂理ですから、薬の力で延命させたり最期の意識を高めさせるということはどうなのか、という意見もあるかもしれません。

もちろん、医師や施設の職員の判断でできることではありませんが、周囲が強く望む場合には、このような方法が本人や介護者に大きな幸福をもたらしてくれることも事実です。

「老衰セット」は、そのときのための処方です。食欲のためにドグマチールやプロマックＤ、覚醒のためにリバスタッチ（２・２５～４・５㎎）やグルタチオンとシチコリンの点滴、さらに「米ぬか脳活性食」（ガーデンアンゼリカが多いタイプ）も加えられています。

覚えておきたい！　重要用語

ターミナルケア（終末期介護）

ターミナルは、患者さんの終末期のこと。苦痛がなく、その人らしいターミナルにしていくための医療・看護・介護を「ターミナルケア」という。

コラム

もう一言！

ケアマネジャーは家族の「通訳」の役割を

「フォレストで河野先生に診てもらったけど、やっぱりダメだったわ」

ケアマネジャーから、そんな言葉が聞かれることがあるそうです。もし事実なら原因は、患者さんの服薬管理ができなかったか、家族と先生の情報交換がうまくいかなかったからでしょう。

家族の知識レベルはさまざまですが、ケアマネジャーは認知症について勉強しているはずです。家族と先生のコミュニケーションが十分でなければ、ケアマネジャーが「通訳」にならなければいけません。家族が何にいちばん困っているのか、熟知しているケアマネも伝える努力をすべきです。また診察後は、医師の言葉をかみくだいて家族に伝えなければいけません。「やっぱりダメだった」というのは、ケアマネジャーが勉強不足だったからかもしれません。

第6章

知っておきたい病院のかかり方

認知症という病気を理解する、勉強する

◎認知症医療の一端をになっている家族、介護職

認知症という病気は、医療が完全に治せるようになるまでは、あるいは完全に予防できるようになるまでは、お医者さんにすべてを任せてはいけない病気です。そういう意味では、ほかの病気とは大きく違う病気です。

したがって家族や介護者は、「認知症」という病気について勉強して理解しておく必要がどうしてもあるのです。すべてをお医者さんに任せてしまうと、結局悲しんだり困ったり悩んだりするのは家族であり介護職の人間になるわけです。

ただし認知症は介護だけでは、解決しません。信頼できる医療（現状では「コウノメソッド」による薬物療法）で症状をうまくコントロールしたうえで、介護でできることを行う（患者さんに寄り添う、ともに歩む）ということを考えるべきだと思います。

「コウノメソッド」も、家族や介護者が知っている情報を必要としています。その情報が

なければ「コウノメソッド」でも的確な治療ができない、と言ってもよいでしょう。

認知症は、医療と介護の両輪がうまく連携をとりながら解決していくべき問題なのです。

◎優先順位をつけて簡潔に伝える

「コウノメソッド」による治療を受けるためには、河野先生が診療を行っている「名古屋フォレストクリニック」か、全国に３００名あまり存在しているコウノメソッド実践医のクリニックや病院を受診する必要があります（⇩56ページ）。

主治医がいる場合でも、「コウノメソッド」が行われているクリニックでも診てもらえるかたちにして、何かのときには処方してもらえるようにしておくのが理想的です。

「コウノメソッド」は、まずはとにかく家族や介護者が困っている症状を治します。したがって診療を受けるときは、たくさんある症状のうちの何を優先して治してほしいのか、第三希望くらいまで整理しておくとよいでしょう（⇩151ページ）。

また、認知症外来は時間がかかるとはいっても、先生と話し込むようなことはできません。簡潔に、必要事項を伝えられるようにしておくことも大切です。

◎薬の特性を勉強して、服用の結果を伝える

コウノメソッド実践医は、処方した薬の何がどのように効果があったのか、なかったのか、副作用が現れたのかを知りたがっています。それに対して、診察に付き添う家族や介護者は明確に答えられることが必要です。

「コウノメソッド」には、使用する薬の一覧があって、それぞれ目的とする作用と注意しなければならない副作用がすべて書かれてあります。それが頭に入ったうえで患者さんを観察して、薬の加減について考えられるようになっていれば、医師にきちんと情報が伝えられます。それが患者さんの治療効果をあげるのです。

実践医の先生と対等にしゃべれるように家族が勉強することが必要です。家族が困難であれば、それをフォローするのがケアマネジャーなど介護職に就く私たちなのです。

◎医師はもっと敷居を低く、介護職員は遠慮しないで

ケアマネジャー、ヘルパー、あるいは理学療法士や作業療法士などの専門職にある人たちは、お医者さんにコンプレックスがあります。「頭が上がらない」のです。

医療と福祉の連携は、かなり以前から重要なことであると言われてきました。しかし、

ドクターであるお医者さんがいちばん偉くて、その下が看護師、介護やリハビリのスタッフたちはそのずっと下という状況がずっと続いていました。医療と福祉の連携は、実際には「絵に描いた餅」だったのです。

その影響は現在も強く残っています。いかに「認知症は医療と介護の両輪で」と言っても、医師に口出しするようなことはとてもできない、というのが実情かもしれません。

しかし認知症だけは、頑張ってほしいのです。そこで尻込みしていたら、悲劇を味わうのは家族であり患者さんです。勇気を出して先生と話をしなければいけないのです。

もちろん、医師側の認識や受け入れも必要です。認知症の勉強をしていないような、聞く耳を持たない医者では、どうにもならないからです。先生に認めてもらって、対等に話ができるように、介護の専門職の人たちも勉強が必要です。

コウノメソッド実践医を有効活用する

◎コウノメソッドを実践している数少ない医師たち

コウノメソッド実践医は、河野先生が発表した認知症の処方マニュアル「コウノメソッド」に賛同して、自分も同様の認知症治療を行うと手を挙げた医師たちです。

河野先生のクリニック（名古屋フォレストクリニック）のホームページには、コウノメソッド実践医がどこにいるか、全国の地域ごとにわかるようになっています。

河野先生の理想は、全国の公立中学校と同じくらいの割合で、各地域に最低でも一人ずつコウノメソッド実践医がいるようになることです。先は長いのですが、ここ10年で確実にふえてきて、現在では３００余名の実践医が全国で治療を行っています。

※名古屋フォレストクリニック　http://www.forest-cl.jp/jissen.html

◎困ったドクターにかかり続けるのは危険

介護が楽になるために「コウノメソッド」を勉強しよう、それが本書のテーマです。しかし家族や介護者は医師ではないため、処方することができません。コウノメソッドによって困った症状をなくしたい場合にはもちろん、コウノメソッド実践医への受診が大きな前提になるわけです。

ただし、治療を行っても問題が起きなければ（困った症状が悪化しなければ）、現状のかかりつけ医でかまわないと思います。問題なのは、治療によって悪化しても家族や介護者の苦情を聞かず、アリセプトなどの処方をやめない、用量を減らさない医師です。

本書で紹介したいくつかの症例でおわかりのように、そういう医師は「アリセプトを飲んだら暴れ始めた」という家族の訴えに対して、薬をふやすことで対処してきます。

このような医師は非常に危険なので、早急にコウノメソッド実践医を探し、セカンドオピニオンを求めるべきです。介護職員であれば、家族との相談のうえで動きます。

コウノメソッド実践医であれば、少なくともこちらの話、希望は聞いてくれるはずです。

コウノメソッド実践医にかかればすべて解決する、とは考えない

◎現状の認知症治療には危険がひそんでいる

「コウノメソッド」は、家族や介護者が困っている周辺症状を確実に改善する処方マニュアルですが、日本の認知症の標準的な治療とは認められていません。「コウノメソッド」はたくさんの患者さんや家族を救っていますが、その現実はほとんどの認知症専門医に無視されています。

したがって、いま日本で行われている一般的な認知症治療には、危険がひそんでいます。とくにレビーやピックなど、アリセプトの処方でたいへんなことになる認知症の患者さんは、受診には細心の注意を払わなければいけません。むしろ治療しないほうがよかった、ということにもなりかねないからです。

◎「コウノメソッド」は魔法ではない

この現実を知った家族や施設の介護者は、「コウノメソッド」を実践してくれる医師、つまりコウノメソッド実践医を探して受診します。それは正解です。患者さんの暴言・暴力などの周辺症状がひどい場合は、解決策はそこにしかないこともあると思います。

しかし一方で、コウノメソッド実践医にかかったらすべて解決、全部治っちゃう、というわけではないことも、冷静に理解しておきたいところです。

たとえ「名古屋フォレストクリニック」で河野先生に診てもらったとしても、症状がすぐに100パーセント消えるわけではありません。認知症は（例外をのぞいて）そもそも完治させることができない病気なので、それは当然なのです。確実な改善は期待できますが、それは3か月、半年、1年という時間のなかで段階的に進んでいくこともあります。エンストしていたクルマをいきなり新車に戻してくれ、というのは無理な相談なのです。

介護する側が「現状ではとてもみられないけど、いまの症状が3割改善すれば十分に介護できる」と考えれば、そこは「コウノメソッド」であれば、かなりの打率で期待に応えられるはずなのです。

◎実践医にかかれば解決、というわけではない

また、「コウノメソッド実践医なら安心」ということも、信じ込んでしまわないほうがよいと思います。それは「すべての認知症専門医や、コウノメソッド実践医以外の医師はみんな危険」とは考えないほうがよい、ということと同じです。

コウノメソッド実践医なら、少なくともこちらの話を聞いてくれることはまちがいないと思います。コウノメソッドの標準的な処方で、効果をあげてくれる期待も持てます。そういう意味で、実践医に受診する価値は非常に高いのです。

しかしそれでも、やはり効果が現れなかったり、副作用が出ることもあるのです。

その1回の経験だけで「コウノメソッドだって効かない」と考えるのは、早とちりです。世の中に「絶対」はないことも、家族や介護者は理解しておきたいところです。

◎家族・介護者が医療に介入していくことが大切

医師を信頼し、すべてを任せ、言われたとおりにして治してもらう。家族や介護者がそのような感覚でいると、患者さんの現状というものがみえなくなってしまいます。

処方はお医者さんが行うものですが、それをコントロールするのはあくまでも家族であ

り、介護者でなければいけません。

万が一、「コウノメソッド」でも効かなかった、副作用が出たという場合に、いちばん大切なのが家族や介護者の存在なのです。そのよくなかった部分を、具体的に説明できるのは家族や介護者だけです。そうやって家庭や施設での患者さん情報を医師に上げて、処方を修正してもらうのが「コウノメソッド」とも言えるでしょう。

つまり「コウノメソッド」は医師が行う処方マニュアルですが、それを完結するのは家族であり介護者だ、ということです。

認知症という病気のことや、「コウノメソッド」の内容をしっかり勉強している家族や介護者であれば、すべてを医者任せにして、治らなければ医者のせいにするようなことはしません。

お医者さんの治療を評価するのは、家族であり介護者です。その評価をしっかりと受け止めて修正できる医師を選ぶことが大切です。

症　例

治る認知症のはずが…

「米ぬか脳活性食」の飲用で施設生活に適応できた

◎甲状腺機能低下症で認知症の症状が？

澤本郁代さん（仮名・70代）は、ひとり暮らしです。長男・長女は結婚して県外に移住し、15年前にはご主人が亡くなりました。しかし近所付き合いがよく、仲のよい友だちと旅行に出掛けるなど、自分らしい暮らしをしていました。子どもたちも定期的に訪れていたし、健康で病院に通うこともなかったので、問題は何もありませんでした。

そんな元気な郁代さんが、最近は「疲れやすい」とよく口に出すようになり、外出もしなくなって、引きこもりに近い状態になってきました。また、もの忘れの症状もひどくなっていったのです。

心配した息子さんから勧められて病院を受診すると、血液検査が行われて「甲状腺機能低下症」と診断され、薬が処方されました。医師は心配する家族に言いました。

「甲状腺機能低下症では、一時的なもの忘れ症状が現れることがあります。認知症かと心配になりますが、これは甲状腺の治療を続けていけば治るので問題ありません」

それを聞いて家族は一安心。郁代さんは甲状腺の薬を飲み始めたのです。

◎認知症の症状だけが残り、悪化していった

薬の服用を開始すると、甲状腺機能の数値は改善され、正常値の範囲で安定していました。ところが、郁代さんの認知症の症状はエスカレートしていったのです。

あるとき、近隣の住民から息子さんの家に電話がありました。

「お母さんのお宅、このところ夜中も電気がつきっぱなしだったり、庭は草がぼうぼうになっていたり。郁代さんはいつも几帳面できれい好きなのに、なにかおかしいのではないかしらと心配になって……」

息子さんは「おかしいな」とは思いましたが、医師から太鼓判を押されていたので大きな不安はもたず、仕事が一段落したら休みに行ってみようと思っていました。しかし、郁

代さんの行動は、どんどんおかしくなっていきました。

夜中に出歩いて近所のお宅のドアを叩きつづけ、何かと思って出てきた住人に「包丁が盗まれたから料理ができないの。貸してくださる？」などと言ってみたり、夜中にリビングの床に水を流しながら掃除をして家じゅう水浸しにしたりで、息子さんが訪れる前に、心配した近所の人が地域包括支援センターに連絡しました。そして地域包括支援センターから当社の施設に、「緊急に受け入れてほしい」と依頼があったのです。

◎認知症はサプリメントでコントロールできている

自宅を訪ねると、郁代さんは、もう梅雨の季節が始まるというのにセーターを着て現れました。お話をうかがうと、本人は自分が認知症とは思っていないようです。生活に困っていることもない、と言っていました。たしかに徘徊や暴言といった周辺症状はなく、性格ももとの郁代さんのまま、穏やかでした。

医師から「認知症ではない」と言われているものの、家族はひとり暮らしを続けることは難しいと思っています。そういうことで、施設に入所することになりました。

河野先生への受診を勧めましたが、本人も家族も前向きではないので、しばらく様子をみることにしました。

入所した当初、郁代さんの表情はけわしく、食事にも手をつけません。夜間不眠などもあって、施設での生活に適応できていない状態でした。そこで家族の同意のもと、コウノメソッド推奨サプリメントである「米ぬか脳活性食」を飲用してもらいました。すると少しずつ表情が穏やかになり、１か月後にはほかの利用者の方とも仲良くお話しするようになったのです。

現在、郁代さんは認知症の症状が始まって２０１１年に、当社の施設に入所して8年になります。相変わらず河野先生への受診は希望されておらず、認知症治療はまったく行われていません。飲んでいる薬は、降圧剤と整腸剤の2種類のみです。

ただし「米ぬか脳活性食」だけは、入所以来ずっと飲用を続けています。そのおかげもあって、もの忘れの症状は少しずつ進行しているものの、生活上での行動に支障は起こらず、困った周辺症状も悪化させることなく、施設で問題なく生活できる状態を維持できています。

◎受診が最善とはかぎらない場合もある

甲状腺機能低下症や正常圧水頭症などは治る認知症ですが、それとは別にアルツハイマー型認知症などのホンモノの認知症が潜在している場合もあります。郁代さんの事例は、そのことを教えてくれたと思います。

家族は、もの忘れがあっても穏やかに暮らすことができていることに満足していて、認知症の治療までは求めていません。もしかしたら受診しなかったことも、郁代さんの心理を乱さないためによかったのかもしれません。認知症であっても、必ずしも医療の介入が適切とはかぎらないのです。このようなケースもあることは覚えておくべきだと思います。

郁代さんが施設で長期にわたって安定した状態を保っているのは、「米ぬか脳活性食」の効果もさることながら、ほかの同居者との良好な関係のおかげもあるでしょう。ひとり暮らしの生活では、意識しなくても不安や寂しさをつのらせるもので、それが認知症の周辺症状を悪化させると言われます。

的確な介護サービスが家族を、そして患者さんを救うことは決して少なくありません。

第7章

施設経営とコウノメソッド

私たちはこうやってうまくいってます

◎河野先生との運命的な出会い

私たちは、福祉用具などのレンタルや販売、また介護保険で行う住宅改修や介護リフォームなどを行っている会社です。そして介護事業所として、訪問介護（ミヤビ）や住宅型有料老人ホーム（まるまるの宿）、リハビリ施設（Ｋｅｎｔａ　ｃａｆｅ）の経営も行っています。

「コウノメソッド」との出会いは、現在もケアマネジャーである私の母親がきっかけです。母はまだ「コウノメソッド」も誕生していなかった２００３年に、当時は共和病院老年科の勤務医だった河野先生の講演を聴き、「目からウロコ」となりました。

それからずっと河野先生の勉強会を追いかけ、コウノメソッドを勉強しています。

◎職員が「コウノメソッド」を理解しているからこそ

当社では、基本的にどのような認知症の患者さんでも受け入れています。それは私たちが「コウノメソッド」という武器を持っているからです。

当社の職員はみな、河野先生の講演を聴き、本を読み、ＤＶＤをくり返し見て、「コウノメソッド」を勉強しています。そして、その知識を現場で最大限に活用しています。

世の中にいくら「コウノメソッド」という良い方法があっても、それを知らなければ恩恵は得られません。認知症という病気への理解が不可欠であることも同様です。

ところが家族の方は、そこまで知識がない場合が多いのです。そんなときに、私たちのような施設の職員が家族に情報提供をして、患者さんに「コウノメソッド」を適用していきます。いわば「コウノメソッド実践施設」です。

家族がいかに困っていても、「コウノメソッド」で問題の本質的な部分は解決していきます。施設で暴れたり騒いだりする利用者もいますが、私たちはそれに寄り添うだけでなく、積極的な対処もできています。それは私たちが「コウノメソッド」を理解しているからなのです。家族が「コウノメソッド」を利用できるようにすること、それが私たちが行っていることです。

介護保険改定後も生き残る介護事業所になるには？

◎介護事業所は、認知症患者を受け入れざるをえなくなる

介護事業所の経営者のみなさんへ。

これから認知症の患者さんは、ますますふえていきます。また２０１７年に予定されている介護保険の改定によって、介護事業所の経営は難しい状況に直面していくことは間違いありません。

このような状況では、デイサービスや有料老人ホームなどの施設は従来のように「認知症の患者さんは受けられません」と拒絶できなくなります。

もちろん、暴れている患者さんをそのままに受け入れ、介護職員には苦労は承知のうえで「患者さんの人権を尊重して寄り添う」ことだけを求めるのでは、経営自体が成り立つものではありません。

そこで導入すべきなのが「コウノメソッド」です。

すでに大手資本による介護事業所は、地域ごとに優秀なコウノメソッド実践医との嘱託契約を始めています。それは何より、介護事業所の経営に「コウノメソッド」が欠かせないからなのです。

◎社会的なニーズの高まりを察知しよう

「コウノメソッド」は、確実に家族の悩みを軽減してくれます。大暴れして在宅が不可能になった患者さんでも、当社の施設に入り、コウノメソッドを適用した治療を受けることによって驚くほど穏やかになり、在宅に戻るケースもあります。

それは、家族にとっては大喜びです。たとえ在宅に戻ることが難しいとしても、施設に入って、施設を利用して、患者さんがもとのような元気で優しく朗らかなおじいちゃん、おばあちゃんに戻れば、家族にとってこんなにほっとすることはないのです。

いま、そこにはとても大きなニーズがあります。それだけ「コウノメソッド」に反する医療が、日本じゅうで行われているのです。

◎介護の力には、どうしても限界がある

施設が「コウノメソッド」を学び実践していくことは、従業員が楽になるだけでなく、仕事に対するやり甲斐にもつながっていきます。

ケアマネジャーや介護職員が、患者さんのひどい症状に悩まされている家族を救うことは、なかなか簡単ではありません。理由は、介護には限界があるからなのです。

介護職の勉強してきた人たちは、薬に頼らず、患者さんの人間性を尊重して寄り添うことで、周辺症状をおさえるということを学んできたと思います。そこには確かに介護の力があります。しかしそれは、薬によって暴れている認知症の患者さんをどうにかできるようなレベルではないことも、確かなことです。

間違った処方で周辺症状をさらに悪化させている患者さんは、その薬をやめることが先決です。それを医師が認めない場合、薬をやめさせられるのは家族だけです。しかし家族には、そのような知識はありません。

ケアマネジャーや介護職員が「コウノメソッド」を勉強していれば、何が問題なのかはだいたい想像がつきます。「このままでは危険」ということが察知できます。そのときにケアマネジャーや介護職員が的確な動きをして、患者さん（家族）をコウノメソッドに結

びつけることができれば、患者さんや家族は救われます。

◎家族に喜ばれ、職員は仕事にやり甲斐を感じる

病気のおかげで鬼のようになってしまった家族が、施設に入ることをきっかけに元の穏やかな紳士淑女に戻るのです。そうなったときに家族からいただける感謝の大きさは、言葉では表せないほどです。死ぬほどの苦労をした家族にしか表現できない、とても大きな喜びを見ることができます。

それはそのまま、職員のやり甲斐になります。自分の仕事への誇りにもなるでしょう。離職者が減り、施設は満床になります。職員のマンパワーが上がり、それが経営の原動力になっていきます。

認知症を受け入れる施設という、ますます大きくなる社会的なニーズに応えていくことで、介護事業所は生き残っていけるのです。

施設が「コウノメソッド」を実践するために

◎施設の嘱託医とうまくやっていく

施設には、嘱託医がおられると思います。私が施設で「コウノメソッド」を適用するように介護事業所の経営者にお勧めすると、「嘱託医の先生の手前、コウノメソッド実践医の先生に治療をお願いすることはできない」と言われることがあります。

しかし、そこは経営者がしっかりと「棲み分け」を指示していくことで、うまくやっていけます。じつは「コウノメソッド」を実践している当社の施設でも、嘱託医の先生は実践医ではありません。そこは最初から、こう言って契約しているのです。

「認知症の患者さんの認知症治療については、こちらで外の先生を選ばせていただきます。先生には嘱託医として、内科全般を診ていただくということでお願いします」

コウノメソッド実践医に嘱託医になってもらって、すべてを診てもらうのが理想ですが、それがすぐにはできないケースも多いと思います。それでも、しっかりと経営者が舵取りをしていけば、施設で「コウノメソッド」を実践することは可能です。

◎隠れて実践している施設もある

「コウノメソッド」は現状では、認知症医療の主流派ではありません。現在行われている認知症医療の主流は、その治療によって患者さんをさらに悪くして家族や介護者に迷惑をかけている、ということを「コウノメソッド」は指摘します。したがって「コウノメソッド」は逆に異端者扱いされています。

したがって、「コウノメソッド」を実践していくとさまざまなところに軋轢が生まれることがあります。実際に、コウノメソッド実践医に登録しながら、そのことを公表していない医師もいます。

施設も、そうです。当社は公表していますが、「コウノメソッド」を実践する施設であることを、表向きは隠してやっているところもあります。

「コウノメソッド」を謳うと地域で孤立してしまうことがあるかもしれませんが、「隠れキリシタン」となってやっていく方法はいろいろあります。これも経営者しだいです。

施設が「コウノメソッド」を有効活用するために

◎施設の価値を高める「コウノメソッド」

介護事業所の施設を利用するのは、介護を必要とするお年寄りです。利用者が、いわばお客さんです。しかし、認知症の患者さんも受け入れるということになると、患者さんの介護家族もお客さんということになります。認知症の患者さんを受け入れる家族に、サービスの価値をわかっていただくことが大切なのです。

その価値は、もちろん患者さんの周辺症状が改善されて、穏やかに施設を利用してもらえるようになることです。患者さんが、施設にいても幸せそうにしていてくれることが、家族に価値を認めてもらえることにつながるのです。

「コウノメソッド」はそのための武器です。

◎家族を教育することも大切

しかし、「コウノメソッド」というのは医師が行う治療マニュアルです。施設が「コウノメソッド」を利用するためには、いつも家族の同意が必要です。

したがって施設に「コウノメソッド」を導入するためには、職員の勉強はもちろんですが、家族の理解もとても大切になってきます。家族にもいまある認知症の問題点を説明し、その弊害や危険から逃れるために「コウノメソッド」が欠かせないことをお伝えしなければいけません。

そしてさらに大切なのは、家族も「コウノメソッド」の概要を勉強してもらうことです。家族は、医師や施設職員のように、不特定多数の認知症の患者さんを想定して「コウノメソッド」を勉強する必要はありません。レビー、あるいはピックなど、患者さん本人のケースをよく理解して、それに対してどのように「コウノメソッド」を当てはめていけばよいのかを知れば、それで十分だと思います。

当施設では、家族に読んでいただけるように、河野先生の一般書を差し上げています。

施設（介護職）にも「コウノメソッド」を普及させよう

◎認知症受け入れ施設にレクチャー

認知症治療で「コウノメソッド」が重要な役割を果たしているということは、一般には知られていません。それがわかるためには、やはり認知症の実情を知り、「コウノメソッド」が何をするのかを知る必要があります。

しかし、いきなり家族が認知症になって慌てている人には、そんなことはいっさいわかりません。そこで、ケアマネジャーや介護施設の職員が「認知症の実情」と「コウノメソッド」を理解しておいて、患者さんと家族をうまくそこにつなげていくことが、どうしても必要になってきます。

それは認知症の患者さんや家族を救うために欠かせないことです。そこで私は、日本各地の認知症を受け入れる施設へ定期的に出掛け、レクチャーを行うようになっています。

施設の職員が「コウノメソッド」を理解しないまま、患者さんをコウノメソッド実践医のところに連れて行っても、混乱するばかりでよいことがないからです。

◎ケアマネジャーや介護職の人たちの勉強の場がない

この活動を始めてあらためて気づいたことは、ケアマネジャー、介護士、理学療法士や作業療法士などの職種の人たち向けに、「コウノメソッド」を教えるような勉強会がほとんどないということでした。

もちろん、医師向けの「コウノメソッド」勉強会・講演会は、河野先生が精力的にやってきています。ほかの先生方も行っています。そういうところに一般のケアマネジャーや介護士も参加するのですが、やはりわからない部分が多いわけです。なんとなくはわかりますが、よしわかった、ということにはなりません。

私は、福祉の専門職にある人たちにもわかるように、噛み砕いて「コウノメソッド」を一から教える場が必要だということを痛感しました。そして、一般社団法人「認知症ケアアドバイザー協会」を設立したのです。

◎経営者、職員、家族を巻き込んで「コウノメソッド」を広めたい

認知症ケアアドバイザーの勉強は、1日かけて行います。そして最後に、簡単な試験を行ってパスできれば「ケアアドバイザー」の認定をあたえる、というものです。

これは専門職ではない一般の人も、もちろん家族も参加できます。

また、施設で「コウノメソッド」を実施していくためには、経営者が「コウノメソッド」の重要性を理解することが第一条件になります。そこで全国に「コウノメソッド」を実践する施設を一つでも増やしたいという思いから、ケアアドバイザー協会では経営者向けの「コウノメソッド講座」も開いています。

経営者のみなさんを動かしながら、そこで働く介護職ほか、もろもろの職種の人たちを巻き込んで「コウノメソッド」を広めていきたいと考えているのです。

コラム

認知症トピックス

暴れる患者さんが介護保険から切られる？

次の介護保険の改正は、平成30年度からの実施になります。今回は、要介護の判定が大きく変わると言われています。財政は厳しいですから、より厳しくなるわけです。すると、要介護3で特養にいた認知症の患者さんが要介護2の判定になって、特養に入れなくなる、というようなことがたくさん起こってきます。特養は要介護3以上でなければ入れないのです。要介護1や2で介護保険を使って施設を利用していた患者さんたちも、要介護の基準に届かず、施設の利用ができなくなります。

認知症の介護でいちばん大変なのは、じつは要介護1や2の患者さんです。自分である程度動けて力もあるので、徘徊や暴力などがひどくなるからです。そうした患者さんを在宅サービスや施設でみてほしいというニーズは、ますます大きくなるでしょう。

一般社団法人　認知症ケアアドバイザー協会について

認知症ケアアドバイザー協会とは

ケアマネジャーや介護士などの専門職の方だけでなく、一般の方やご家族のみなさんに広く「コウノメソッド」の基礎知識を伝え、「認知症の人の介護を楽にする」活動を行います。また、介護施設を経営する方にも「コウノメソッド」を理解していただき、より多くの介護施設で実施していただくための活動も行います。

認知症ケアアドバイザー認定試験

認知症ケアアドバイザーに関する講義を受講後に行います。どなたでも受験できます。

コウノメソッド講座

介護施設経営者を中心に「コウノメソッド」についての講座を行います。

詳細につきましては下記の問い合わせ先へご連絡ください。

認知症ケアアドバイザー協会　問い合わせ先

〒448-0013　愛知県刈谷市恩田町 3-159-15
TEL：0566-93-5301　FAX：0566-93-5302
e-mail:miyabi-house@katch.ne.jp
ホームページ　http://www.miyabihouse.co.jp/

コウノメソッド対応「認知症アセスメントシート」

認知症に関しては知識が乏しく「認知症がある」とだけ記入します。その結果さまざまな症状で振り回されてしまい、お手上げとなるのが現状です。

「コウノメソッド」対応認知症アセスメントシートは、認知症の知識をより詳しく理解することができ、その後の対応もスムーズにできます。介護も楽になり、大変役立つものになっています。

ぜひ、この認知症アセスメントシートを活用して、これからの介護に役立ててください。

認知症アセスメントシート

① <困った症状や変化はありますか>

・いつ頃からですか（　　　　　　　　　）

・それはなぜだと思いますか

（a．昔から　b．徐々に　c．急に　d．薬を飲んでから）

・dを選らばれた方　どの薬ですか

アリセプト＊ドネペジル塩酸塩　・　レミニール　・　リバスタッチパッチ

イクセロンパッチ　・　メマリー　・　その他（　　　　　　　　　　）

その症状はどのようなものですか（複数回答可）

活気がでた　明るくなった　歩行が改善した　歩行が遅くなった　嘔吐する

落ち着かなくなった　暴言・暴力が出た　眠そうにしている　表情が変わった

体が傾く　便秘になった　焦燥感がある　徘徊するようになった・増えた

家庭内の喧嘩が増えた　咽るようになった　昔のことを思い出して行動する

頑固になった　体の動きが悪くなった　その他（　　　　　　　　　　）

・a．b．cを選ばれた方

② <身体機能について>該当する症状はありますか（複数回答可）

小刻み・すり足歩行　よく転ぶ　手が震える　左右どちらかに傾いている

腕を振って歩かない　やや前傾姿勢　長い距離でもよく歩く

首が前に下がっている　首が後ろに反っている　握力に左右差がある

左右に広い幅で歩く　一歩が出ない　足元が見えにくい

肘に歯車のような抵抗がある　声が以上に小さい　ろれつが回りにくい

どもりがある　言葉の復唱ができない　言葉のオウム返しがある

独り言がある　寝言を言う　幻視がある　靴ひもが結べない

膝を擦るようなしぐさがある　ズボンをまくり上げる　机を擦るしぐさ

③ <生活・行動について>

1 朝は何時に起きますか （　　　　　　　　　）時

2 散歩は毎日行いますか （はい・いいえ）

「はい」の方　　散歩の時間帯（　　　　　　　　　）

3 不眠はありますか （はい・いいえ）

睡眠薬は飲んでいますか （はい・いいえ）

「はい」の方　　薬剤名（　　　　　　　　　）

朝はしっかり起きられますか （はい・いいえ）

4 デイサービスや外出はできていますか （はい・いいえ）

5 入浴を嫌がることはありますか （はい・いいえ）

6 介護サービスを頻繁に変更しますか・
理由をつけて休みが多くないですか （はい・いいえ）

7 同じものばかり食べていませんか
（甘いものを異常に好んでいませんか） （はい・いいえ）

8 食事でむせることはないですか （はい・いいえ）

9 趣味がないほど真面目な方ですか （はい・いいえ）

10 一人になると不穏になりませんか （はい・いいえ）

11 人ごみやにぎやかな場所が苦手ですか （はい・いいえ）

12 もの忘れを認めますか （はい・いいえ）

13 お金の計算はできますか （はい・いいえ）

14 高額な買い物や浪費はありますか （はい・いいえ）

15 迷子になったことがありますか （はい・いいえ）

16 他人や家族の食事に手を付けることはありますか （はい・いいえ）

17 常に体の不調を訴えていませんか （はい・いいえ）

18 急に物忘れや歩行障害、失禁は出現していませんか （はい・いいえ）

解説、注意点

a．b　認知症にはさまざまな周辺・心理症状が出現します。とくに急な変化はないが、固有の性格をより強くさせることがあるため、家族からの聞き取りが重要です。専門医の診断を進めることが望ましいです。

c．急にさまざまな変化が起こったときは、一過性のもの、硬膜下血種・水腫、正常圧水頭症などが原因で起こることもあります。転倒をして頭を打ってないか、急に失禁するようになっていないかなどの注意が必要です。

d．抗認知症薬を開始後に起こるさまざまな症状を進行によるものと思われていますが、注意が必要です。改善を実感させるものならば良いのですが、本人が苦痛を感じている、介護が大変になったなどの訴えがある場合、抗認知症薬の副作用ではないかと考えることが必要です。医師に減量や中止を相談するとよいでしょう。

①〈身体機能について〉

一般にアルツハイマー型認知症は身体機能が比較的保たれていますが、レビー小体型認知症の特徴は4大症状（認知症の症状、パーキンソン症状、薬剤過敏性、幻視）です。眼球の上下運動ができない、頭が後ろに反る、足元が見えにくく転倒を繰り返している場合は進行性核上性麻痺、筋力の左右差（握力、前方に傾く）大脳皮質基底核変性症、言葉がどもり、話す速度が遅く、言葉が流暢に話せない進行性非流暢性失語などがあります。

②〈生活・行動について〉

1　認知症になると睡眠障害や夜間の不穏などさまざまな症状が出現しますが、ピック病の方は起床が早い傾向があります。毎朝4時などに起床し散歩に出かけるという行動もみかけられます（常同行動）。

2　アルツハイマー型認知症の方は日中、ピック病の方は朝型だと言われています。またピック病の方は常同行動のため決まった道順で繰り返し出かけることがあります。すべてではありませんがピック病の方は迷子になりにくいです。

3　認知症の特徴的な症状として不眠があります。体内時計にさまざまな影響があり、睡眠を適切にとることができなくなっていきます。脳血管性認知症の方は夜間せん妄が出やすいことで有名です。一般論で睡眠薬や導入剤は認知症を悪化させる、転倒するなど否定的な意見が多くありますが、それは薬の用量が合っていないことが多いのです（夜間に何度も起きてふらつく、転倒の危険→用量が少ない／起床時に覚醒度が低い、一日中元気がない→用量過度）。

4　外出の頻度が著しく低下している場合は認知症が疑われます。さまざまな要因も考えられますがそれをシグナルと受け止めることが必要です。外出したくない、行きたくないの一言で終わるのではなく、家族の負担や今後の予測も考え支援することが重要です。

5　認知症が進行すると、清潔を保つという概念が失われ、とくにピック病の方は何年も入浴をしていないというケースも多くみられます。介護サービスでは、知らない人の前で服を脱ぐといった状況に戸惑い、入浴を拒否することがあります。認知症の方にもプライドや環境の変化に伴う不安はありますのでとくに初回の対応には細心の注意が必要です。

6　介護サービスは、ケアマネジャーが本人家族の意向に基づきケアプランを作りますが、サービスを断られたりすることがあります。しかし、「本人が嫌だからしょうがない」では前進しません。本人の気持ちを考えることは重要ですが、それぞれの認知症のタイプに合わせ医療が適切に介入することで解決することもあるのです。

7　ピック病の場合、異常に甘いものを好むようになり、過食が進んで体重が増加する傾向があります。ピック病は子どもが成長する過程の逆をたどると言われており、単純な味付けを好むようになります。また、拒食も出現してきます。単純に好みではない、おいしくないなども要因にあるので、すべてを認知症が原因とすることには注意が必要です。

8　水分や食べ物が気管へ入ることでむせるようになり、誤嚥性肺炎を起こします。とくにレビー小体型認知症は認知症の中でも最も誤嚥のリスクがあると言われ、注意が必要です。その対策としては、早期に水分や食事形態を見直すことが必要です。脳卒中などの誤嚥とは異なり、リハビリテーションの効果も低く、有効な薬剤も報告されていません。

9　レビー小体型認知症の方の多くには共通の特徴があります。とにかく真面目で若いころから趣味もなく仕事一筋という性格です。もちろんすべてではありませんが、家族からの聞き取りの際に確認する必要があります。介護従事者がそのことを認識することができれば早期にさまざまな対策をとることができるのです。

10　認知症の方は常に不安を抱いています。共通して一人になったときの不安は出現しやすいですが、とくにその症状が強く出やすいのはピック病です。家の中に一人になる、買い物先で一人になることでパニックになり錯乱することがあるので対応には注意が必要です。

11　ピック病の特徴です。外出先などの人ごみや騒がしい場所が苦手で、デイサービスなどの集団活動や音楽、歌などで急にスイッチが入ったように怒り出したりします。対応としては、そのような状況を避け、先回りの対応が望ましいと言われています。自分の席などに他人が居ることで逆上することもあります（常同行動の妨害）。

12　認知症と加齢に伴うもの忘れには明らかな違いがあります。代表的なアルツハイマー型認知症では、短期の記憶障害も顕著で、ヒントを出しても思い出せません。加齢による物忘れの場合はヒントがあれば思い出します。

※初期では物忘れがあることに強い不安を感じているので注意が必要です。

13　認知症が進むとお金の計算や管理ができなくなっていきます。計算が苦手になっていくので数百円の買い物でも1万円札で支払うことが多くなり、千円札や硬貨ばかりになっていることもあります。ピック病には多くみられるので注意が必要です。レビー小体型認知症は改訂長谷川式スケールの問診で数字の質問が苦手なことも知られています。

14　ピック病の特徴的な行動です。ピック病は前頭葉の症状が強く出現するため、人格や理性などが障害を受けます。通常では買わないような高額な物を容易に購入するなど、家族が気づいたころには貯金がなくなっていたということもあります。ピック病の方はとくに金銭管理の見守りが必要になります。

15　一般的に知られている徘徊は、目的をもって移動した後に記憶を失うことを繰り返すことですが、薬剤性の副作用による徘徊もあります。副作用による徘徊は薬によって空間認識が弱くなり、方向感覚を失って迷子になってしまいます。常に身に着けるものには必ず名前、住所、連絡先がわかるように工夫することが重要です。

16　ピック病の特徴です。ピック病は前頭葉の機能低で理性や欲求などを抑えきれなくなります。そのため、「食べたい」という欲求が我慢できず、他人のものでも手を付けてしまいます。食事だけではなく理性の欠如からさまざまな判断ができないことからトラブルを起こしやすいので、先回りや予測して行為を予防することが必要です。

17　常にいくつもの体の不調を訴える方は一般に不定愁訴と言われますが、認知症の症状として現れることもあり、いろんな検査を行っても原因がわからないということがあります。不調の訴えにのみ焦点を当てていると認知症を見落としてしまい、本人や家族の不安や負担を解消できなくなります。その場合は認知症専門医の受診を進める必要があります。

18　甲状腺機能低下症、ビタミンB群欠乏、電解質異常、正常圧水頭症、慢性硬膜下血種など、何年もかけて進行するものではなく急に出現する場合もあるので注意が必要です。また、治る認知症として期待をしていても、アルツハイマー型認知症などの変性疾患が基礎にあったため、認知症の症状が残ってしまうことがあります。

おわりに

いまこそ介護職の腕の見せ所

日本は超高齢社会に突入しました。日本がいままでどおり豊かで幸せな国であり続けるためには、介護職の頑張りが必要だと私は思っています。とくに爆発的に増えている認知症は、医療だけでどうにかできる問題ではありません。私たちの事業所でも、職員は大変な苦労を重ねていました。認知症の患者さんに振り回される毎日の現実に、途方に暮れるばかりということもありました。しかし現在、職員は利用者の介護という仕事のなかで大きなやりがいを感じ、さらに楽しさと元気をもらっています。みんなが笑顔の毎日に変わりました。そして充実の毎日を過ごしています。

その理由は職員が「コウノメソッド」を理解し、これを実践してくれる医師と連携して患者さんをベストの状態にしてさしあげることができるようになったからです。

＊

高齢者や認知症が増えた世の中では、介護職がきちんとした職業として成立していなければいけません。しかし介護職はいま、毎日の介護の苦悩と、決して十分ではない給料のなかで、必死に頑張っています。これは正しい姿ではないと思います。

「コウノメソッド」は、医療と介護の両輪で認知症問題を解決していきます。それは介護職のプロとしての腕の見せ所なのです。それが評価され、介護職のやり甲斐が大きくなり、報酬もそれなりにもらえるようになることが、私の願いです。

しかし、介護事業所の職員ばかりがレベルアップしても何も変わりません。「コウノメソッド」の教えは、介護事業所の経営母体（経営者）こそ共感し、理解しなければならないものです。介護事業所の経営者こそ「コウノメソッド」を勉強すべきです。

私はいま、地域のなかで苦闘している認知症の患者さんとその家族のために、毎日全力で頑張っています。と同時に、介護の世界への「コウノメソッド」普及活動を続けていきます。そして、いつ認知症になっても安心な地域を日本各地につくっていきたいと、願っています。新しく設立した社団法人「認知症ケアアドバイザー協会」は、そのための大きな一歩としていかなければなりません。

たくさんの方のご協力をあおぎ、ぜひ理想を実現したいと思っています。

著　者

索引

あ

か

さ

た

な

は

ま

や

ら

症《しょう》状《じょう》別《べつ》でわかる認《にん》知《ち》症《しょう》のトラブル対《たい》処《しょ》法《ほう》

2017年 3月1日 初版第1刷

著　　者 ―――― 小《こ》板《いた》建《けん》太《た》
発 行 者 ―――― 坂本桂一
発 行 所 ―――― 現代書林
〒162-0053　東京都新宿区原町3-61　桂ビル
TEL／代表　03(3205)8384
振替00140-7-42905
http://www.gendaishorin.co.jp/

ブックデザイン ―――― 吉崎広明（ベルソグラフィック）
本文・カバーイラスト ―――― にしだきょうこ（ベルソグラフィック）

印刷・製本　㈱シナノパブリッシングプレス
乱丁・落丁本はお取り替えいたします

定価はカバーに
表示してあります。

ISBN978-4-7745-1620-2 C0047